子どもの
トラウマと
PTSDの治療

エビデンスとさまざまな現場における実践

亀岡 智美　飛鳥井 望 編著

誠信書房

まえがき

　本書は，子どものトラウマやPTSDへの第一選択治療として，国際的に最も普及しているトラウマフォーカスト認知行動療法（TF-CBT）の，わが国での実践の軌跡をまとめたものです。平成の最後の10年間に当たる2010年から2020年までの間，私たちは，TF-CBTの習得，心理教育のためのツールやガイドラインの作成，わが国での効果検証，普及啓発のためのコンサルテーションシステムの構築，TF-CBT実践家の学び合いの場の提供など，さまざまな活動をほぼ同時並行的に行ってきました。

　この無謀ともいえる活動を支えたのは，何よりもTF-CBTの完成度の高さと，トラウマを有する子どもとその家族を回復に導くプログラムの強力な効果を実感したことでした。TF-CBTの開発者らは，「子どもの回復していく様を目の当たりにし，TF-CBTを修了できた感動を共有した臨床家たちが，それぞれの地域でTF-CBT普及の担い手となる」といわれていますが，まさに私たちは，TF-CBTに魅せられてしまったともいえます。

　TF-CBTを学び夢中で実践するなかで，私たちは，プログラム開発者らや米国のトレーナーから，さまざまなスキルやテクニックを数多く学びました。また，ともにTF-CBTに取り組んだ子どもと家族から教えられた，こころに残る数々の知恵も蓄積されてきました。さらに，私たちの仲間が，さまざまな場でTF-CBTを展開していく時の，工夫や課題も明らかになってきました。

　この10年間で，わが国にもTF-CBTを実践する臨床家が着実に増えています。また，子どものトラウマやPTSDに関する情報が普及するようになり，支援や治療に関心をもつ人たちの輪も広がってきています。子どもを対象とした治療プログラムでは，実際にTF-CBTを実践する臨床家と，それを支えるさまざまな職種や立場の支援者の協働作業が不可欠です。私たちは，これまでに得た貴重な情報や技術を，本書を通して，子どものトラウマ支援

に関わる多くの人たちと共有したいと思っています。そして本書が，トラウマやPTSDに苦しむ子どもやその家族の支援に，微力ながら貢献できることを願っています。

　最後に，惜しみなくさまざまなことを教えてくださった，プログラム開発者のCohen，Mannarino，Deblinger先生，公認のトレーナーであるFitzgerald，Hong先生，研究の場を与えてくださった奥山眞紀子先生，齊藤万比古先生，TF-CBTに目を向けるよう背中を押してくださり，いつもご指導くださった飛鳥井望先生に，この場を借りてお礼申し上げます。

2021年2月

亀岡　智美

序　文

　私たちは，本書の序文を書くことを大変光栄に思っています。本書は，臨床家や研究者の優れたチームが，私たちが開発した子どもと青年向けの効果が実証された治療モデルであるトラウマフォーカスト認知行動療法（TF-CBT）を，日本において実践し，普及させ，効果を検証するために行った画期的な取り組みを紹介しています。本書に述べられているように，TF-CBTは，当初，子ども虐待・親密なパートナーからの暴力・地域社会における暴力・心的外傷性の死別や別離・自然災害・戦争・事故・多発性複雑性のトラウマのような，重篤なトラウマとなりうる出来事を体験し，トラウマ反応（例：PTSDの診断や症状，トラウマに関連する非機能的認知，うつ，不安，行動上の問題など）を示す子どもを対象に米国で開発されました。この序文を書いている時点で，TF-CBTは子どもの心的外傷性ストレス反応を改善することに関して，最も強力にその有効性が実証されているプログラムであり，これまでに22の無作為化比較試験が報告されています（Cohen, Mannarino & Deblinger, 2017, pp 74-80）。また，TF-CBTは，米国子どものトラウマティックストレス・ネットワーク（www. nctsn. org）や私たちが開発したオンライン学習コースであるTF-CBTWeb2.0 (https://tfcbt2. musc. edu) を通して国際的に広く普及しています。

　約10年前に，日本の精神保健の専門家が米国に来訪しTF-CBTを学び，その後，アジア向けのTF-CBT Train the Trainer Programを受講されました。現在では，日本全国の専門家のトレーニングを行うことができる日本人のTF-CBTトレーナーが数名います。亀岡先生は，日本におけるTF-CBTの無作為化比較試験の実施に尽力されており，本書では，日本におけるTF-CBT実践の基本について記述しています。また，亀岡先生の研究チームの専門家が，それぞれの治療施設でのTF-CBTの具体的な実践について報告しています。齋藤先生と新井先生の章では，子どもの犯罪被害者へのTF-

CBT の適用について述べられていますし，八木先生は自然災害後の TF-CBT の実施について，特に2011年の津波とそれに続く心的外傷性悲嘆について報告されています。その他の章では，トラウマを抱える児童青年とその家族に日常的に関わる専門機関（児童福祉，児童青年精神科，小児精神保健，小児総合病院）から，臨床家が効果の実証された治療をどのように実践したらよいのかということに関してのさまざまな臨床経験が報告されています。

　この包括的な著書では，亀岡先生とその仲間たちが，日本でのTF-CBTの実践にいかに成功したのか，トラウマの影響を受けた日本の子どもたちの生活をどのように助け，好転させているのかを述べています。私たちは，トラウマを有する子どもと家族，そして地域社会や国のために，より明るい未来を築くための彼らの努力にとても感謝しています。

アレゲーニー健康ネットワーク　ドレクセル大学医学部

精神科教授　ジュディス・コーエン Judith Cohen, M. D.

精神科教授　副委員長　アンソニー・マナリノ Anthony Mannarino, Ph. D.

文　献

Cohen, J. A., Mannarino, A. P., & Deblinger, E. (2017). *Treating trauma and traumatic grief in children and adoelscents, 2nd Edition,* New York: Guilford Press. Available at www.guilford.com/p/cohen

目　次

第Ⅰ部
わが国におけるトラウマ治療と
トラウマフォーカスト認知行動療法の国際的発展

第Ⅱ部
トラウマフォーカスト認知行動療法の
わが国での展開

◆◆◆

第Ⅲ部

さまざまな現場における
トラウマフォーカスト認知行動療法の実践

◆◆◆

第Ⅰ部

わが国におけるトラウマ治療と
トラウマフォーカスト認知行動療法の
国際的発展

第1章

わが国におけるトラウマ治療の展開

飛鳥井 望

I　はじめに

　日本でトラウマケアという概念が認識されはじめて，まだ30年にも満たない年数である。筆者がこれまで個人的に見渡すことのできた範囲での概観としては，トラウマケアがわが国の複数の領域でほぼ一斉に勃興したのは1990年代の前半と言ってよい。そこから始まって2002年の日本トラウマティック・ストレス学会（JSTSS）設立の頃までが第1期で，その後2011年に発生した東日本大震災・津波災害の頃までが第2期となり，それ以降現在までを第3期として，大まかに分けることができそうである（飛鳥井，2020）。そのなかではことに第2期の頃から，「効果が実証された」つまりエビデンスに基づいたトラウマ治療・ケアがわが国の専門家の間で意識されはじめ，国内での臨床試験によるトラウマ治療の効果検証に進展がみられるようになった。それに続く第3期で最も目覚ましい進展をとげてきたのが，本書が紹介している児童青年のためのトラウマフォーカスト認知行動療法といえるだろう。本章の主な目的は，わが国におけるトラウマ治療・ケアの展開の系譜を振り返ることであるが，併せてトラウマ治療の臨床実践上まれならず遭遇する外傷性悲嘆の治療についても紹介する。

Ⅱ　わが国におけるトラウマ治療・ケアの系譜

1．勃興期

　自然災害の多い日本で，精神医学や心理学が大きな関心を寄せたのは災害トラウマである。被災者を対象としたメンタルヘルス活動の取り組みを進めるなかで，災害トラウマ後の精神的問題に関する報告が行われたのは，1990年代に入って以降の，雲仙普賢岳噴火災害（1991年）や北海道南西沖地震による奥尻島津波災害（1993年）からである。そして阪神・淡路大震災（1995年）を契機として，被災者のトラウマケアを含むメンタルヘルス対策（こころのケア）に飛躍的に大きな関心が寄せられるようになった。また1990年代には自然災害と並んで，多数死傷者が発生した事件・事故後の被害者や遺族へのトラウマケアも注目されるようになった。事案としては，地下鉄サリン事件（1995年），ガルーダ航空機事故（1996年），和歌山毒物カレー事件（1998年），えひめ丸沈没事故（2001年），池田小学校事件（2001年）などの例をあげることができる。

　子ども虐待防止の領域では，トラウマを負った子どもたちに対してトラウマケアの提供が必要であることが強調されるようになったのも1990年代前半のことであり，被虐待児のトラウマケアについての論考も報告されるようになった。同じく1990年代前半は，日本で犯罪被害者のトラウマケアが立ち上がった時期でもある。遡る1985年の国連宣言においては，精神的傷害や感情的苦痛がもたらす精神的困難からの回復のための援助が，犯罪被害者支援のなかに明確に位置づけられていた。この国連宣言と，欧米先進国の犯罪被害者支援活動における精神援助の展開を知り，わが国においても精神援助を含む支援を発展させることに強く思い至ったのは警察庁関係者であった。警察庁主催による1991年の「犯罪被害給付制度発足10周年記念シンポジウム」において，精神援助の充実の必要性が強く訴えられたことが契機となり，翌年に犯罪被害救援基金のバックアップを受け，東京医科歯科大学の山上晧教授研究室内に，わが国初の「犯罪被害者相談室」が立ち上げられた。その後，

1998年に全国被害者支援ネットワークが設立され，「犯罪被害者相談室」自体は2000年に被害者支援都民センターに活動を継承した。

災害救援者の惨事ストレスに関するわが国での本格的調査としては，1995〜1997年度に実施された阪神・淡路大震災後の兵庫県消防職員調査が初めであり，また2001〜2002年度には全国の消防本部を対象とした大規模調査が実施された。それらの報告の結果，海外での先行研究と同じく，わが国の災害救援者においても相当な割合で心的外傷性ストレス症状が存在することが明らかにされた。

このように，わが国では1990年代前半から，自然災害，事件・事故による集団被害，子ども虐待，犯罪被害，惨事ストレスなどの領域で，ほぼ同時期にトラウマケアの必要性が提唱され，実際に提供されはじめるようになった[注1]。ただしトラウマケアの技法内容としては，従来の支持的な危機カウンセリングがほとんどであり，子どもの場合も箱庭療法やプレイセラピーが主体であった。トラウマ焦点化心理治療としては，わずかにEMDRがこの頃すでにわが国に紹介されており，1996年にはEMDRネットワークJAPANが設立され，阪神・淡路大震災の被災者のトラウマケアにおいても実践報告がなされている。

2．わが国初のPTSD国際シンポジウムの開催とJSTSSの設立

わが国においてトラウマに関する社会的認識が広がりを見せはじめた時期の1997年10月に，東京都精神医学総合研究所（当時）の主催で，PTSDの研究と治療をテーマとするわが国初の国際シンポジウムが2日間にわたって開催された。このシンポジウムの企画では，筆者がプログラム委員長となり，当時，国際トラウマティック・ストレス学会（ISTSS）の会長であった米国国立PTSDセンターのMatthew Friedman CEOに協力を仰ぐことがかなった。国内外から招聘した演者からは災害，犯罪被害，虐待などさまざまな領域でのPTSDとその治療的ケアが論じられた[注2]。このシンポジウムの機会

注1）この時期のさまざまな領域のトラウマケアについては，中根允文，飛鳥井望（2000），飛鳥井（2008）を参照。

に，日本でもつとにその名を知られていた Bessel van der Kolk や Judith Herman の来日がかない聴衆を魅了したのであるが，海外演者 8 名のなかにトラウマ焦点化心理治療の専門家は含まれていなかった。実はプログラム準備の段階では，Friedman 会長から Prolonged Exposure（PE）の創始者である Edna Foa の名前も演者候補としてあげられていた。当時すでに PE の初期の RCT（ランダム化対照比較試験）報告が米国で大きな関心を寄せられていたのである。一方で曝露療法への反発や批判も今以上に根強く，米国でも日本でも人気の高いトラウマ研究者である van der Kolk も PTSD の曝露療法を酷評し続けていたほどであった。その後 Foa らのグループは，より洗練された実証研究報告を重ねることで，PTSD に対する PE の有効性を確証したのである。

2002年 3 月，PTSD・トラウマおよびトラウマケアの専門学会として，日本トラウマティック・ストレス学会（JSTSS）が設立された。発起人の中心となったのは金吉晴（精神保健研究所），小西聖子（武蔵野大学），加藤寛（兵庫こころのケアセンター）と筆者（東京都精神医学総合研究所・当時）であるが，代表として筆者が初代会長を務めることとなった。理事にはトラウマに関連するさまざまな領域の専門家に就任していただいたが，その際に代表となった筆者の要望として理事20名のジェンダーをきっちり男女同数とした。設立時は約250名の会員からスタートしたが，トラウマ領域の研究交流の場がまさに日本でも必要とされていることを裏付けるかのように，発足 3 年目には学生会員を含め会員数が約1000名と急速に拡大した。

3．トラウマ治療・ケアの有効性エビデンスへの意識の高まり

JSTSS 設立後の第 2 期となると，トラウマ治療・ケアの有効性のエビデンスが意識されるようになった。

まず取り沙汰されたのがデブリーフィングの功罪である。緊急事態ストレス・デブリーフィング（CISD）は，1983年に米国の Jeffrey Mitchel によっ

注 2 ）本シンポジウムのプロシーディングスとして，PCN 誌増刊号（Asukai, 1998）が翌年発行されている。

て，トラウマ状況に遭遇した救急隊員のための集団介入技法として初めて記述され，その後発展した類似手法が心理的デブリーフィング（PD）として各国で広く知られ使用されるようになった。わが国においても阪神・淡路大震災後に，PD モデルによるトラウマケアが推奨される機会が増えつつあった。ところがちょうどその頃の1990年代半ばには，海外では研究者たちが PD の有効性に強い疑問を投げかけはじめ，いくつかの RCT が実施された結果，PD の有効性を結論づけるには至らなかった。そしてわが国でも PD の有効性に対する否定的な見解が知られるところとなったのである。

　その後2001年9月に米国同時多発テロが発生したのを契機に，米国では，大規模災害後の早期介入ガイドラインが必要となり，大規模災害・集団被害後の包括的早期支援マニュアルとしてサイコロジカル・ファーストエイド（PFA）が策定された。日本では米国版の PFA が先に，その後 WHO 版の PFA のマニュアルが翻訳され，災害救援に関わる多様な職種を対象に研修が行われてきた。ただし PFA も有効性を検証されているわけではなく，少なくとも害にはならず有用であろうという専門家のコンセンサスに基づいた介入手段である。

　一方，PTSD の治療に関しては，主として米国で効果を実証された心理療法プログラムがわが国でも実施されるようになり，国内での効果検証のための研究も着手された。その代表がトラウマ焦点化認知行動療法であり，欧米の PTSD 治療ガイドラインでは，エビデンスに基づいた治療法として強く推奨されている（APA, 2017; Bisson et al., 2020; Foa et al., 2009; NICE, 2018）。

　米国ペンシルバニア大学不安治療研究センター教授の Edna Foa が開発した持続エクスポージャー法（PE 療法）は，曝露技法による PTSD のための代表的な認知行動療法であり，欧米ではこれまで数多くの研究により有効性が示されてきた（飛鳥井，2015）。わが国においても，国立精神神経センター精神保健研究所の金吉晴部長（当時）の招聘により，Foa 教授による初めての PE ワークショップが2003年に東京で開催された。筆者もこのワークショップに参加後まもなく，Foa 教授のビデオコンサルテーションを得ながら，深刻な性被害による20代女性 PTSD 患者の PE を成功裏に完了すること

ができた。そして翌2004年秋にはFoa教授のもとに2週間滞在しPEを集中的に学ぶ機会を得ることができ，ことに当時Foa教授の右腕的存在であったElizabeth Hembree博士からは丁寧な個人指導を受けた。そしてその機会に，PEの理論的背景をめぐる議論，実際の手技の細かな留意点の指導，症例ビデオの供覧，研究ミーティングへの参加などを通して体得できたことは，治療効果エビデンスを重視しPTSDの苦悩を和らげることができる手法であることに治療者自身が自信をもつこと，治療関係構築のための細やかな配慮を怠らないこと，そして終始共感的で温もりのある雰囲気のなかで治療が進められることであり，いわば「トラウマ治療の神髄」とも言えるものであったように思う。

筆者らは，わが国におけるPE療法の有効性に関する予備的研究として，まず小規模非対照試験（N=10）を実施し，PE療法の実施前後でPTSD症状や抑うつ症状が有意に改善し，6カ月後もその効果は維持されていることを確かめた（Asukai et al., 2008）。次いで筆者らは，さまざまなトラウマ体験（性暴力被害，身体暴行被害，事故被害）による年齢18歳以上の男女のPTSD患者（N=24; F=21:M=3）を，通常治療群（外来薬物療法＋支持的精神療法）と，通常治療にPE療法を加えた群とにランダムに割り付け，効果を比較した。その結果，PE療法群は対照群（通常治療のみ実施）に比べて，PTSD関連症状（CAPS，IES-R）および抑うつ症状（CES-D）の改善が有意に優っていた。また対照群も待機期間後にPE療法を実施したところ同様の改善を認めた。両群合わせたPE療法完了者（N=19）において，その効果は治療終了1年後も維持されていた（Asukai et al., 2010）。

以上の結果により，PE療法は，日本での患者サンプルにおいてもRCTによる有効性のエビデンスが示されたことで，2018年には，パニック症，強迫症，社交不安症と並んで，PTSDに対する認知行動療法として医療保険適用が認可された。現在国内では3名のトレーナーがそれぞれワークショップを開催している。

なお筆者らの報告は，2013年の英国のコクランレビュー「成人の慢性PTSDのための心理治療」にも収載された（Bisson et al, 2013）。またPEの効果に関

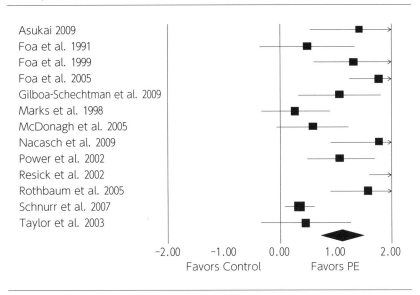

Study	Hedges's g and 95% CI
Asukai 2009	
Foa et al. 1991	
Foa et al. 1999	
Foa et al. 2005	
Gilboa-Schechtman et al. 2009	
Marks et al. 1998	
McDonagh et al. 2005	
Nacasch et al. 2009	
Power et al. 2002	
Resick et al. 2002	
Rothbaum et al. 2005	
Schnurr et al. 2007	
Taylor et al. 2003	

-2.00　-1.00　0.00　1.00　2.00
Favors Control　　　Favors PE

図1-1　PE 治療群 vs 対照群の効果サイズ（Hedges's g）：
治療後時点のプライマリアウトカム測定値（メタ分析レビュー）
(Powers et al, 2010)

するメタ分析の結果では，日本での臨床試験における効果量（ES）は欧米の
報告と同等であり，文化的背景の相違にかかわらず同療法の有効性が確かめ
られた（Powers et al, 2010）（図1-1）。そのことから文化差を越えて非西洋人
の PTSD にも有効であることの証左ともなっている（Riggs et al., 2020）。

4．大人と子どものトラウマケア技法の普及

　2011年発生の東日本大震災・津波災害以降が第 3 期となるが，まず目を惹
くのは PFA に関する啓発と普及である。しかもメンタルヘルス専門職にと
どまらず，災害後の現場に携わる災害救援ワーカーを広く対象として知識の
普及が行われてきた。これにより少なくとも災害トラウマケアについては関
心の裾野が飛躍的に広がった感がある。トラウマインフォームドケア（TIC）
も，ことに物質依存，非行その他の問題と関連して小児期逆境体験をもつ

人々へのアプローチとして，現在さまざまな領域で大きな関心が寄せられつつある（亀岡ら，2018）。

成人向けのトラウマ焦点化認知行動療法としては，PEと並んで認知処理療法（Cognitive Processing Therapy, CPT）が海外で高い評価を得ており，CPTも日本に紹介され研修の機会が提供されている。そのほか，ナラティブ・エクスポージャー・セラピーや複雑性PTSDを対象としたSTAIRナラティブセラピー（Skills Training in Affective and Interpersonal Regulation Narrative Therapy）なども日本に紹介されている。

そのなかでも，最も目覚ましい進展を見せているトラウマ治療は，子どものトラウマフォーカスト認知行動療法（Trauma-Focused Cognitive Behavioral Therapy, TF-CBT）であろう。東日本大震災・津波災害後に日本の専門家グループによって，同技法の創始者である米国のJudith Cohen，Anthony Mannarino，Esther Deblingerからも直接指導を受けながら，わが国での普及と効果検証が着実に進められてきた。ちなみに筆者も専門家グループの米国研修に同行し，創始者3名の指導を経験することができた。

現在では，TF-CBTのトレーナー養成のための国際的な公式トレーニングを修了した公認の日本人インストラクターによる国内研修も行われるようになった。また国内での効果研究としては，自然災害，犯罪被害，虐待によるトラウマを抱えた子どもたちを対象とした非対照試験により，プログラム実施前後比較での有意な症状改善が報告された（Kameoka et al, 2015）。それに続いてRCTによる有効性検証の結果が報告され，わが国の子どもトラウマにもTF-CBTが有効であることが実証されている（Kameoka et al., 2020）。

5．PTSDの治療研究から実践応用へ

筆者らはRCTにより日本での有効性を明らかにしたPE療法を，被害者ケア現場での実践に活用してきた。筆者が所属する公益社団法人被害者支援都民センターは，2008年4月から東京都人権部との協働事業として犯罪被害者支援のための「東京都総合相談窓口」を引き受け，その活動の一環として犯罪被害者のPTSDに対して，成人にはPE療法，子どもにはTF-CBT，遺

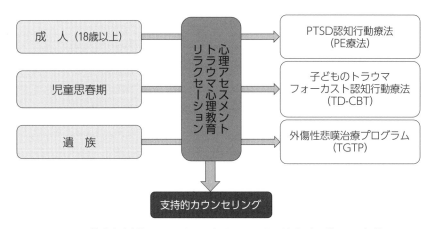

図1-2　被害者支援都民センターにおけるトラウマ治療プログラムの提供

族には外傷性悲嘆治療プログラム（TGTP，後述）を計7名の公認心理師が
提供している（図1-2）。また被害者支援に関する情報提供や公判支援を担当
する相談員と心理専門職とがセンター内で緊密に連携しながら，トラウマケ
アを進めている。

　被害者支援機関の利用者は，いわばPTSDのウルトラハイリスク集団であ
り，トラウマケアのニーズがきわめて大きい。自治体の助成によりPE療法
等の提供が可能となったことで，深刻な犯罪被害を原因としたPTSD患者
に，エビデンスに基づいて最も有効性を期待できる治療が行えるようになっ
た。またPTSD症状の程度，治療動機の程度，生活条件に合わせて，柔軟な
形で治療導入を図ることができている。もうひとつの大きな意義は，支援と
精神的ケアを同一機関で提供することで，相談員と心理専門職が常時緊密に
協働でき，ワンストップでのシームレスな支援の形に近づけることである。
これにより利用者の物理的・精神的負担を少なからず軽減することができ
る。これらの利点により，時機を逸せず，なるべく早期の症状解決と健全な
生活の回復により，PTSD遷延化の二次的影響がもたらす雪ダルマ現象と破
綻を防ぐことが可能となる（飛鳥井，2011）。

Ⅲ　外傷性悲嘆の治療

1．外傷的死別遺族のトラウマと悲嘆

　トラウマの治療者であれば，家族や身近な人との外傷的死別（災害死，事件・事故死，自殺など）により，トラウマだけでなく悲嘆の困難も抱えた成人や子どものケースに出会うことは稀ではない。実際の臨床場面では親子それぞれのトラウマと悲嘆のケアを1人の治療者がすべて引き受けざるをえないことすらあるだろう（筆者も本稿の執筆時点で，夫であり父であった人を目前で殺害された母子の治療面接を続けている）。したがってPTSDだけでなく外傷的死別による悲嘆をどのように扱えるかもトラウマ治療の大きな課題となる。筆者らは，災害，事件・事故，自殺が原因の死別により精神的ショックを受けた経験について，質問紙による全国ランダムサンプリング調査（N=1,343）を行ったことがある。その結果，18歳以上の成人の20人に1人（5.5％）が，外傷的死別体験により精神的ショックを受けたことがあると回答しており，トラウマとなる出来事として少なくないことがわかった（Mizuno et al., 2012）。

　多くは回復が期待できるとはいえ，災害の被災者遺族，犯罪や事故の被害者遺族，自死遺族には，外傷性悲嘆（PTSDを伴う複雑性／遷延性悲嘆）の状態が稀ならず出現し，しばしば難治化する。現場目撃，死亡告知，遺体確認場面などの執拗なフラッシュバックに悩まされるかたわら，日常生活では喪失への直面化の回避が続き，通常の悲嘆のプロセスは停滞し，回復への出口は見失われがちとなる。東日本大震災・津波災害で壊滅した病院の職員82名を対象とした筆者らの質問紙調査では，探索的因子分析の結果，PTSD関連症状（IES-R），抑うつ症状（CES-D），複雑性悲嘆症状（ICG）はそれぞれ重なりあってはいても，質的に独立していることが示唆された（Tsutsui et al., 2014）。

２．複雑性／遷延性悲嘆の治療

　複雑性／遷延性悲嘆に関して，ICD-11では新たに「遷延性悲嘆症」が公式診断として定義づけられた。またDSM-5では今後の研究ための病態として，成人と子どもを含めて「持続性複雑死別障害」の基準案が提案されており，今後の研究進展により公式に採択するかどうかの判断がなされることが期待されている。一方，複雑性／遷延性悲嘆の治療では，RCTにより認知行動療法の有効性が示されている。Shearら（2005）は，PEを応用した折衷的認知行動療法である「複雑性悲嘆治療（Complicated Grief Treatment, CGT）」は対人関係療法よりも有効性が優ることを報告した。またBoelenら（2007）は，認知行動療法（曝露療法＋認知再構成法）と支持的精神療法を比較した結果，認知行動療法（ことに曝露療法）の効果が優っていることを報告した。その後も認知行動療法の有効性を示したいくつかの報告が続いている。

　筆者は，Shearら（2005）の報告を読み，早速コンタクトをとり技法の指導を願い，2006年３月末にマンハッタンのコロンビア大学でShear教授からまるまる２日間にわたる個人指導を受けることができた。米国以外から教わりに来たのはあなたが初めてだと言われたが，複雑性悲嘆の碩学を独占でき，自らの浅学は棚に上げて不明なことは遠慮せずに質問し，その都度，筆者が納得するまで答えていただいた。そのおかげで，理解が及んでいなかったところも，そういうことなのかと理解することができた。さらに2006年10月にShear教授を日本に招聘し，トラウマや悲嘆に関心の高い精神科医や心理職等を対象に，２日半の「複雑性悲嘆治療ワークショップ」を上智大学で開催した。

　このようにShear教授から指導を受けるなかで，すでにPE療法でトラウマ治療に関わっていた立場から感じたことがあった。それはトラウマを専門とする研究者や治療者は悲嘆のことには必ずしも精通しておらず，逆に悲嘆を専門とする研究者や治療者はトラウマのことには必ずしも精通していないということであった。このことが筆者にとっては悩ましいところとなった。なぜならば筆者の治療対象は外傷性悲嘆（PTSDを伴う複雑性／遷延性悲

嘆）であり，トラウマの処理と悲嘆の処理の双方を必要とするからである。そのため外傷的死別遺族では PE の技法に近づけたコンポーネントがより必要とされるのではないかということを Shear 教授と議論したりもしたが，その時の考えが外傷性悲嘆治療プログラムの作成につながった。前述の東日本大震災・津波災害被災者を対象とした筆者らの研究結果において，外傷性ストレス症状と複雑性悲嘆症状とは質的に独立していたことも，その考えを後押しするものである。

3．外傷性悲嘆治療プログラム（TGTP）の作成

　筆者の外傷性悲嘆治療プログラム（Traumatic Grief Treatment Program, TGTP）は，CGT の原法を修正し，プログラム前半ではトラウマ処理を中心とする PE により近づけた内容とし，またその分，患者負担を考えて悲嘆に関する宿題を減らして構成した。TGTP は PE と CGT を方法論的な土台として，外傷的死別を体験した遺族の PTSD と複雑性／遷延性悲嘆の双方の症状に焦点を当てたトラウマ／悲嘆焦点化認知行動療法である（飛鳥井，2012）。セッションは原則週 1 回（60〜90分）で計15セッションから構成している。基本的なセッション（S）構成の内容は以下の通りである。

　　S1：プログラム説明：死別体験とその影響に関する話し合い；呼吸法
　　　　指導
　　S2：心理教育（外傷性悲嘆による一般的反応）
　　S3-10：回避している事物・状況への段階的接近（実生活内曝露）
　　S4-10：死別体験記憶の反復想起と陳述（イメージ曝露）およびプロセ
　　　　シング
　　S5-10：故人の思い出の振り返り（写真，思い出フォーム）
　　S11-12：故人とのイメージ対話
　　S13-15：終結，再燃防止

以下はセッションを構成する各モジュールの概要である。

1）準構造化した心理教育

セッション2で実施する心理教育では，外傷性悲嘆による一般的な反応について項目ごとに説明したプリントを用意している。心理教育はクライアントの気持ちを十分引き出しながら約1時間をかけて行う。目的は，外傷的死別体験後の心の変化の自覚を促し，異常な出来事に対する普通に起こりうる反応として受け止めてもらい（ノーマライゼーション），一連の心の変化をトラウマ／悲嘆反応（症状）としてセラピストとクライアントの共通理解とすることにある。

2）回避している事物・状況への段階的接近（実生活内曝露）

「不安階層表」を作成し，日常生活で回避している事物や状況をすべてリストアップし，それぞれ接近した時の不安の程度を低いものから高いものまでを得点（0～100点）で表し，順に並べる。通常は中等度レベル（40～60）の不安対象から課題を選んで開始し，宿題として不安レベルの低下を目安として課題状況にチャレンジしてもらう。毎回のセッションの冒頭で宿題の実施状況についてクライアントと話し合い，取り組みを褒め，正の強化を行う。課題は，不安恐怖の記憶と結びついた事物や状況への回避と，喪失の現実に直面する事物や状況（故人とよく出かけた場所など）の回避の双方を取り上げる。また社会的引きこもりに対しては行動活性課題（美容院に行く，季節の服を買いに出かけるなど）を宿題に加える工夫をする。

3）死別体験記憶の反復想起と陳述（イメージ曝露）ならびにその内容についての話し合い（プロセシング）

接死体験（病院処置室，遺体安置所，死亡現場目撃などの場面）の想起陳述を繰り返すことで，不安の馴化とトラウマナレーションの整理（未整理で断片化した記憶から整理されコントロールされた記憶への変化）が進み，喪失の現実の受容が促される。また陳述された内容について，プロセシングでさらに取り上げ話し合うなかで，自責感などの非機能的認知の修正も促される。

4）故人の思い出の振り返り

宿題として，故人にまつわるさまざまな思い出を「思い出フォーム」に書

き出してもらい，話し合う。その際には故人を美化するのではなく，長所や短所も含めた等身大の故人の思い出を振り返ることがポイントとなる。故人や家族の写真も利用する。衝撃的なトラウマ記憶によりかき消されてしまった，生前の故人との間の豊かな思い出を取り戻し，思い出に不安なく近づけるようになることは，こじれた悲嘆の回復の重要なステップとなる。

5）故人とのイメージ対話

葬儀の時の棺に納まっている故人の姿などを想像してもらい，故人に聞こえていると思って語りかけ，次に故人の役となって本人に対して語り返してもらう。どんな内容であれ，言いたかったこと，伝えたかったことを語ってもらう。外的表象としての故人の内的表象への移行を促す作業ともなり，故人とのつながりの意識が強化される。ただしイメージ対話は，それまでの接死体験の想起陳述によりトラウマ記憶への馴化が十分に達成されてから始める。接死体験時の記憶を，コントロールしながら落ち着いて語れるようになるまでは行わない。

4．外傷性悲嘆治療プログラム（TGTP）の治療効果

TGTP の治療効果を確かめるため，筆者らは小規模非対照試験を実施した。対象は殺人，事故，自死遺族の女性15名であり，うち13名が治療プログラムを完了した。プログラム実施前後で，自記式評価尺度による複雑性悲嘆症状（ICG）と PTSD 関連症状（IES-R）および随伴する抑うつ症状（CES-D）のすべての尺度得点が有意に改善しており，その効果は1年後の追跡調査時点においても維持されていた（Asukai et al., 2011）（図1-3）。比較対照群を設定した RCT ではないため有効性の実証とはならないが，治療プログラムとしての効果を期待できる結果であった。

5．症例——自死遺族の外傷性悲嘆[注3]

40歳代女性。主訴は，半年前に夫が自宅外で縊首自殺したが，そのことが

注3）本症例は飛鳥井（2010）より引用。

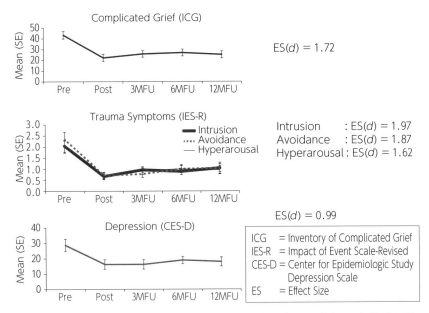

図1-3　外傷性悲嘆治療プログラム（TGTP）の治療後及び12カ月後までの転帰（N=13）

子どもたちにどう影響しているかと考えると子育てに自信がなくなり，子ど
もたちとどう接していいかわからないとの不安を訴えて受診した。見るから
に憔悴した様子だったので，患者自身の状態を訊くと，頭痛が頻繁にあり，
何度も中途覚醒をしてしまう，家事が思うようにできない，夫のことを話す
とそのたびに気分が悪くなる，事情を知らない人に話すのが辛い，外に出る
と涙が止まらない，ヒモやロープを見ると遺体の光景がよみがえってくる，
自殺に関するニュースなどを見るとひどく気分が悪くなる，自分があの時な
んとかしていれば夫は死ななかったかもしれないと思うと辛い，とPTSDを
うかがわせる症状の苦痛が顕著に存在していた。

　さらに事情を訊くと，夫は数年前からうつ病となり通院していたが2年前
より治療中断していた。1年前に，疲れた，死にたい，ともらしたが，その
時は絶対に死なないと夫婦で約束した。それからは自殺念慮を口にすること
はなく，特に変わりもなく仕事もしていた。自殺前の1カ月くらいはむしろ

明るい様子で，夫の提案で家族旅行に出かけたりもした。発見された夫の遺体とは警察署で対面し，大きな衝撃を受けたとのことであった。

その後の治療では，支持的カウンセリングと睡眠導入剤投与にて約5カ月間経過観察したが，症状回復が思わしくないため，TGTP に導入した。

以下にそれぞれのモジュールがどのような効果をもたらしたか，プログラム開始前と終了後での本人の陳述を比較する形で提示する。

1）回避対象への段階的接近の課題練習（実生活内曝露）

【開始前】夫のことや，あの時のことを思い出させるものにはすべて近づけなかった。夫の写真や，夫が好きだったものも手に取れなかった。すべて目に触れないようにしまいこんでいた。人と会うのは事情を知っている限られた友人だけだった。事情を知らない友人や夫の知り合いとは会いたくなかった。

【終了後】プログラムのなかで練習することで，だんだんと馴れてきた。避けていると余計にできないことが広がるということもわかった。宿題だったのでやらなければと思い，馴れてくる感じもわかってきたので，きちんと取り組もうと思うようになった。

2）死別体験記憶の反復想起と陳述（イメージ曝露）

【開始前】警察署に迎えにいった時の夫の遺体のひどい状況の記憶と，どうしてこんなことに，という思いをしょっちゅう思い出してしまって，夫が可哀想で，それが辛かった。その時の光景や夫の遺体に触った感触は全部はっきりと覚えている。だから思い出すのが辛かった。

【終了後】繰り返し記憶と向き合ったことで，抑えて話すこともできるようになった。今でも全部はっきりと覚えているが，記憶をコントロールできるようなって，生々しい感情が出ることはなくなった。思い出して気持ちがこみあげてきて何も手につかなくなることはなくなった。落ち着けるようになった。

3）故人の思い出の振り返り

【開始前】夫のことを思い出すと最後のひどい状況の場面と，うつ病のことしか思い出せなかった。嫌なことしか思い出さないので，子どもたちと一

緒にいても，もともと私と子どもたちしかいなかったかのように，夫のことは一切話が出なかった。

【終了後】前とは変わって，夫との楽しかったことも思い出せるようになった。子どもたちとも，家族で旅行に行ったことや楽しかったことも自然に話せるようになった。

4）プロセシングでの認知の修正——自責感

【開始前】夫の背中を私が押したのではないかと思うと，それが一番辛かった。私にも何か原因があったのではないかと考えると，何をしても夫にすまないという気持ち。なぜ一番身近にいながら防げなかったのか。どうして気がつかなかったのと何人からも言われた。自分のせいではないかと自分のことを責めるばかりで何も整理できなかった。子どもたちを母子家庭の状況にさせてしまったのも自分のせい，だからそれまでとは違って何でも子どもの言うとおりにしてあげないと可哀想ではないかと思っていた。

【終了後】なんで気づかなかったのかとは今でも思うが，あの時の状況では私にはどうしようもなかった。できたことはあったかもしれないが，それだけではない，だから，わからなかったのは仕方がなかったと思う。前はただ自分のことを責めるばかりで何も整理できなかったのが，プログラムが終わって，きちんと自分のことを考えられるようになった。遺品の整理や，名義の書き換えもできるようになった。しつけも，今はきちんと考えてから子どもの要求に応じることができるようになった。

5）プロセシングでの認知の修正——空虚感

【開始前】　日常生活は本当に真っ暗だった。落ち込む気持ちと，子どもをちゃんと育てなくてはという思いと，両方だった。これからのことは，子どもたちを育て上げなければという義務感だけで，子育てが終わった後のことなどは何も考えられなかった。直後は夫のあとを追いたい気持ちもあったが，子どもがいるので同じことはできなかった。でも休みたい，逃げ出したい気持ちで，何も手につかない自分も嫌だった。何もかも嫌で，なんでこんなになったのかと落ち込む。家の中のことは最低限だけ，子どもたちを朝送り出したらあとはぼんやりしているだけだった。それでも夕方になると子ど

もたちが帰ってくるので思い直して食事の支度をしていた。自分は何かを楽しむような気持ちにはとてもなれず、映画なども子どもたちだけ行かせて自分は見送るだけだった。

【終了後】私自身がとても変わった。日常生活は回復し、仕事にも行くようになったし、子どもたちとも楽しみながら、普段の食事の支度もできるようになった。友達付き合いもだいぶ取り戻せるようになった、時々はこんなことしていいのかと思うこともあるが、でもいいんだ、これも回復のためと思えるようになった。夫と2人で育ててきた時以上に、充実して子どもにもっと楽しい時間も増やしてあげたいと思えるようになった。子育てが終わった後も友達を作ったり本を読んだり人の話を聞いたりして、健康管理に気をつけ、きちんと生きようという気持ちになっている。真っ暗な状態から、雲がはれて、明るい部分が増えてきた感じ。でも真っ白というわけではない、それは仕方ないと思う、それを抱えたままで行くのだと思う。今は子どもたちと一緒に映画を楽しむこともできている。ただすごく楽しいことをしている時にも、ここに夫がいてくれればと淋しい気持ちになることはある。

6．外傷性悲嘆の回復とは

　ここで本症例を紹介したのは、自死遺族となった子どもの治療では、同時に配偶者を喪った養育者のトラウマ／悲嘆のケアにも十分に留意することが欠かせないことを知っていただきたいからである。

　外傷性悲嘆の回復とは、こじれた悲嘆から、統合された通常の悲嘆への変化にほかならない。それは喪失の現実を受容するプロセスでもある。そのなかでは、安全な環境下でトラウマ記憶とその賦活刺激に直面することを促し、トラウマに覆われて見失われた過去（思い出）を取り戻し、罪責感などの否定的認知を修正し、そして外的表象としての故人を内的表象へと移行させる作業が必要となる。

　ただしプログラムのなかでトラウマ記憶の処理が進むと、クライアントは初めて悲嘆と正面から向き合うようになり、しばらくの間は、むしろより深い悲哀感、空虚感、喪失感を味わうことを余儀なくされることがしばしばあ

る。しかしそれは同時に通常の悲嘆における喪失の受容に至るプロセスにほかならず，クライアントがトラウマ記憶の処理を終えて一歩前進できた姿なのである。

Ⅳ　おわりに

今から20年前を振り返れば，わが国において効果を実証されたトラウマ治療は皆無に等しかった。現在はPE，CPT，TF-CBT，EMDRと国際的に定評のあるトラウマ治療技法が，すべてわが国でも提供されており，また公式の研修トレーニングを通じて学び，公認のスーパーバイザーの指導を受け，技法を習得する道が開かれている。PE療法に関しては医療保険適用も認可された。まさに隔世の感がある。

その一方で，いくら有効といってもそれらの治療は未だ一部でしか提供されず，習得にも時間がかかるため十分な広がりを見せていないではないかという声が，トラウマ専門家の間からすら随所で聞かれる。それはその通りである。ただ将来に向けてその現状を変えることができるのは，ひとえにそのことを憂える声をあげている人たちなのである。なぜならば道はすでに開かれているのであり，習得するかしないかは個々人の選択に委ねられているからである。

トラウマ治療を志す人には，まずもってトラウマ焦点化認知行動療法の習得を強く勧めたい。なぜならば，トラウマとは何か，それがもたらす苦悩とそこからの回復とはどのようなものなのかということを，治療者自身が肌で感じとり，深く理解し共感することができるからである。そして回復の喜びはクライアントとセラピスト（そしてスーパーバイザー）で共有される。トラウマ治療のセラピストを支えるのは，回復したクライアントと共有できた喜びの体験にほかならないのである。

文　献

American Psychological Association（2017）. *Clinical practice guideline for the treatment of posttraumatic stress disorder (PTSD).* http://www.apa.org/ptsd-guideline/

Asukai, N. (Proceedings, Guest Editor) (1998). The 12th Tokyo Institute of Psychiatry International Symposium: Research and treatment of posttraumatic stress disorder. *Psychiatry and Clinical Neurosciences,* 52 (Supplement).

飛鳥井望 (2008). PTSD の臨床研究—理論と実践. 金剛出版.

飛鳥井望 (2010). 自死遺族の心理と認知行動療法の有用性. 臨床精神病理, 31, 113-118.

飛鳥井望 (2011). 認知行動療法 (PE 療法) による PTSD 治療—日本におけるエビデンスと被害者支援現場での実践応用. 精神神経学雑誌, 113, 214-219.

飛鳥井望 (2012). 喪失／死別による複雑性悲嘆からの回復のために認知行動療法を活用する. 臨床心理学, 12, 206-211.

飛鳥井望 (2015). PTSD のための PE 療法. 精神神経学雑誌, 117, 457-463.

飛鳥井望 (2020). 日本におけるトラウマケアの歴史と系譜. 臨床心理学, 115, 8-12.

Asukai, N., Saito, A., Tsuruta, N., Ogami, R., Kishimoto, J. (2008). Pilot study on prolonged exposure of Japanese patients with posttraumatic stress disorder due to mixed traumatic events. *Journal of Traumatic Stress,* 21, 340-343.

Asukai, N., Saito, A., Tsuruta, N., Kishimoto, J., Nishikawa, T. (2010). Efficacy of exposure therapy for Japanese patients with posttraumatic stress disorder due to mixed traumatic events: A randomized controlled study. *Journal of Traumatic Stress,* 23, 744-750.

Asukai, N., Tsuruta, N., Saito, A. (2011). Pilot study on traumatic grief treatment program for Japanese women bereaved by violent death. *Journal of Traumatic Stress,* 24, 470-473.

Bisson, J. I., Roberts, N. P., Andrew, M., Cooper, R., Lewis, C. (2013). Psychological therapies for chronic post-traumatic stress disorder (PTSD) in adults. *Cochrane Database of Systematic Review,* Issue 12, CD003388.

Bisson, J. I., Berliner, L., Cloitre, M., Forbes, D., Jensen, T., Lewis, C., Monson, C. M., Olff, M., Pilling, S., Riggs, D. S., Roberts, N. P., Shapiro, F. (2020). ISTSS PTSD prevention and treatment guidelines: recommendations. In: Forbes, D., Bisson, J. I., Monson, C. M., Berliner, L. (eds.) *Effective treatments for PTSD: Practice guidelines from the international society for traumatic stress studies, Third edition.* The Guilford Press, pp109-114.

Boelen, P. A., de Keijser, J., van den Hout, M. A., van den Bout, J. (2007). Treatment of complicated grief: a comparison between cognitive-behavioral therapy and supportive counseling. *J Consult Clin Psychology,* 75, 277-284.

Foa, E. B., Keane, T. M., Friedman, M. J., Cohen, J. A. (eds.) (2009). *Effective treatments for PTSD: Practice guidelines from the international society for traumatic stress studies, Second edition,* The Guilford Press. ［飛鳥井望監訳 (2013). PTSD 治療ガイドライン. pp393-403, 金剛出版］

Kameoka, S., Yagi, J., Arai, Y., Nosaka, S., Saito, A., Miyake, Y., Asukai, N. (2015). Feasibility of trauma-focused cognitive behavioral therapy for traumatized children in Japan: A pilot study. *Int J Ment Health Syst,* 9:26. doi:10.1186/s13033-015-0021-y.

亀岡智美, 瀧野揚三, 野坂祐子, 岩切昌宏, 中村有吾, 加藤寛 (2018). トラウマインフォームドケア—その歴史的展望. 精神神経学雑誌, 120; 173-185.

Kameoka, S., Tanaka, E., Yamamoto, S., Saito, A., Narisawa, T., Arai, Y., Asukai, N.

(2020). Effectiveness of trauma-focused cognitive behavioral therapy for Japanese children and adolescents in community settings: A multisite randomized controlled trial. *European Journal of Psychotraumatology,* 11, 1, 1767987. doi:10.1080/20008198.20 20.1767987.

中根允文，飛鳥井望編（2000）．**臨床精神医学講座Ｓ６ 外傷後ストレス障害（PTSD）**．中山書店．

Mizuno, Y., Kishimoto. J., Asukai, N. (2012). A nationwide random sampling survey on potential complicated grief in Japan. *Death Studies,* 36, 447-461.

National Institute for Health and Care Excellence (NICE) (2018). *Evidene-based recommendations on recognising, assessing and treating post-traumatic stress disorder (PTSD) in children, young people and adults* (NICE guideline, NG116). https://www.nice.org.uk/guidance/ng116.

Powers, M. B., Halpern, J. M., Ferenschak, M. P., Gillihan, S. J., Foa, E. B. (2010). A meta-analytic review of prolonged exposure for posttraumatic stress disorder. *Clinical Psychology Review,* 30, 635-641.

Riggs, D. S., Tate, L., Chrestmam, K., Foa, E. B. (2020). Prolonged exposure. In: Forbes, D., Bisson, J. I., Monson, C. M., Berliner, L. (eds.) *Effective treatments for PTSD practice guidelines from the international society for traumatic stress studies, Third edition.* The Guilford Press, pp188-209.

Shear, K., Frank, E., Houck, P., Reynolds, C. F. 3rd (2005). Treatment of complicated grief: a randomized controlled trial. *JAMA,* 293; 2601-2608.

Tsutsui, T., Hasegawa, Y., Hiraga, M., Ishikie, M., Asukai, N. (2014). Distinctiveness of prolonged grief disorder symptoms among survivors of the Great East Japan Earthquake and Tsunami. *Psychiatry Research,* 217, 67-71.

第2章

国際的なトラウマフォーカスト認知行動療法研究

エスター・デブリンジャー

　児童青年と非加害養育者のためのトラウマフォーカスト認知行動療法
（Trauma-Focused Cognitive Behavioral Therapy, TF-CBT）の開発に関連
した研究は，当初は米国の独立した2つの研究グループによって行われた。
これらの初期の研究は，性的虐待の被害を受けた子どもへの個人およびグ
ループ形式で実施された TF-CBT の初期のバージョンの有用性を評価したも
のだった（Cohen & Mannarino, 1996, 1998; Deblinger et al., 1996, 1999, 2001）。
この初期の研究の最初の国際的な追試は，オーストラリアの研究グループに
よって行われた（King et al., 2000）。このオーストラリアの研究は，私たちの
研究デザインをそのまま追試したものではなかったが，結果は私たちの研究
結果とほとんど一致していた。すなわち，子どもと養育者の双方が参加す
る，構造化された，トラウマに焦点を当てた治療モデルという観点から，子
ども期の性的虐待治療が異文化でも有用である可能性を立証した。

　米国で独立した研究を実施していた Judith Cohen 博士と Anthony
Mannarino 博士，およびこの章の筆者である Esther Deblinger 博士（TF-
CBT 共同開発者）は，ワシントン DC の米国子ども虐待とネグレクトセン
ターが主催する，連邦資金による子ども虐待の研究者のための会議で出会う
機会があった。そこで，私たちは，それぞれの研究成果と，それぞれが開発
していた治療モデルについて話し合い，性的虐待の被害を受けた子どもの回
復を強化するにはどうしたらよいかを議論した。そして，それぞれの治療モ
デルが類似しており，臨床目標や研究目標も同じであることを認識したの

で，それ以降は共同して研究を進めていく決断をした。そして，この分野で厳密な治療研究を行うために利用可能な，非常に限られた連邦研究資金を競うのではなく，我々の臨床経験や以前の独立した研究で得られた研究結果に基づいた，トラウマに焦点を当てた治療モデルをデザインするための研究チームを結成した。そのおかげで私たちは，より大規模で多様な代表サンプルを採用することが可能になり，協働で多施設治療効果研究を実施し，TF-CBT の有用性を検証した。

　私たちは，米国北東部のペンシルバニア州とニュージャージー州で，TF-CBT の共同開発者として，最初の無作為化比較試験を協働で実施した（Cohen, Deblinger, Mannarino & Steer, 2004）。この研究結果は，性的虐待を体験した子どもとその非加害養育者への悪影響に対応する際に，非指示的子ども中心療法と比較して，TF-CBT の方が優れていることを立証した。すなわち，TF-CBT に割り付けられた子どもでは，PTSD・うつ・行動上の問題・恥の感情，および虐待に関連したその他の問題が有意に減少していることが示された。また，この研究では，虐待に関連した養育者の苦悩やうつの症状が減少していたのみならず，養育者のサポートやペアレンティングスキルにおいても有意に改善が認められた。さらに，6カ月と12カ月後のフォローアップ時においても，TF-CBT に割り付けられた参加者は，子ども中心療法群と比較して，PTSD の症状・恥の感情・虐待に関連した養育者の苦悩が減少し続けていた（Deblinger et al., 2006）。

　この多機関 TF-CBT 研究が終了したすぐ後に，私たちはサウスカロライナ医科大学の Daniel Smith 博士と Ben Saunders 博士と協力して，ウェブベースの TF-CBT イントロダクトリー・トレーニングを開発し，2005年10月に開始するという大きな幸運を得た。また，TF-CBT 治療マニュアルの初版が，2006年に出版された（Cohen et al., 2006）。その後まもなく，TF-CBT の共同開発者らや全米のほかの研究グループによる無作為化比較試験が実施され，さまざまなトラウマを体験した多様な子どもたちへの TF-CBT の有用性がさらに実証され，最初の多機関研究の結果が確認された（Cohen et al., 2011, 2016; Deblinger et al., 2011; Dorsey et al., 2014; Jaycox et al., 2010）。

この章では米国外で行われた研究に焦点を当てるので，米国での上記の研究の詳細と結果については，ほかの最新のリソースを参照されたい。実際，近年，TF-CBT についての文献は非常に多く，経験的および臨床的出版物，最新の治療マニュアル（Cohen et al., 2016; Deblinger et al., 2015）ならびに TF-CBT の治療適用についての著書（Cohen et al., 2012）などが数多く出版されている。また，進化する TF-CBT のエビデンスを適切に反映するために，オリジナルのオンライントレーニングが2018年に更新され，再び開始されたことは注目すべきことである（tfcbt2. musc. edu）。現在までに，128カ国以上から30万人以上のメンタルヘルスの専門家が，これらのオンライン TF-CBT トレーニングにアクセスしている。

この間，TF-CBT 治療モデルの実施，普及，研究への関心は，世界中で大きく高まった。米国外の子どもへの TF-CBT 実践の最初の取り組みのひとつは，コンゴ民主共和国という戦争で引き裂かれたリソースの少ない国において開始され，広範なトラウマとなる出来事を体験した少年少女に対して，グループ形式の TF-CBT が実施された。これらの研究者は，52人の戦争の被害を受けた少女（12-17歳）を，TF-CBT のグループと待機群に無作為に割り付けた（O'Callaghan et al., 2013）。治療後と３カ月のフォローアップの両方で，TF-CBT グループに割り付けられた少女は，待機群に比べて，トラウマ・不安・うつ・行動に関連する問題が有意に大幅に減少し，向社会的行動が大きく改善した。同様に，50人のコンゴの戦争被害を受けた少年および／または子どもの兵士（13-17歳）が，TF-CBT のグループと待機群に無作為に割り付けられた（McMullen et al., 2013）。この研究でも同様に，待機群と比較して，TF-CBT のグループに割り付けられた少年は，トラウマ・うつ・不安・行動上の問題が有意に大幅に減少し，向社会的行動の大きな改善を示していた。さらに，これらの有意な心理社会的改善は，３カ月のフォローアップ時にも維持されていた。

TF-CBT 研究は，ザンビアで予備的な研究を行っているほかの研究者によって，アフリカで継続された（Murray et al., 2013）。このパイロット研究の有望な結果に基づいて，同じ研究チームはザンビアで，専門職ではないカウ

ンセラーを集中的に訓練し，少なくともひとつのトラウマとなる出来事を体験し，それに関連する心理的困難を有する，脆弱な環境に置かれた5-18歳の孤児に，TF-CBTまたは通常の治療（treatment as usual, TAU）のいずれかを提供するという無作為化比較試験を実施した（Murray et al., 2015）。専門職ではないカウンセラーは，カウンセラーやスーパーバイザーによる10日間のウェブトレーニング，毎週のスーパービジョン・グループ，TF-CBTの専門家との毎週のスーパーバイザー会議などのTF-CBT見習いコースに参加した。この有効性研究は，5カ所で実施され，257人の参加者がTF-CBTまたはTAUに無作為に割り付けられた。その結果は，TAUと比較して，TF-CBTに無作為に割り付けられた群で，トラウマおよびストレス関連症状が，大きな効果サイズで有意な減少を示した。

　ノルウェーの研究者は，8つの地域の診療所で，TF-CBTの有効性研究を実施した（Jensen et al., 2014）。この研究では，156人の子ども（10-18歳）がTF-CBTの個人治療またはTAUに無作為に割り付けられた。興味深いことに，主な結果は，米国における最初の多機関TF-CBT共同研究の結果と非常に類似していた。Jensenら（2014）は，TF-CBTに無作為に割り付けられた子どもは，TAU群に比べて，治療後にPTSDと診断されなくなることが多く，PTSD症状・うつ症状・全般的な精神健康問題・機能障害が，より減少していることが報告された。治療同盟が結果に及ぼす影響についても検証された。この研究結果は，より肯定的な治療同盟が，TF-CBTに割り付けられた参加者の間でよりよい結果を予測したことを示したが，TAU群の結果には有意な影響を与えなかった（Ormhaug et al., 2014）。これらの結果は，Dittmannと Jensen（2014）が，この研究でTF-CBTを受けた30人の青少年にインタビューした際に報告した質的研究によって説明されている。これらの青少年は，トラウマとなる体験について話すことが最初は怖かったが，セラピストが共感的で知識豊富であると認識した時に，その恐怖は大幅に減少したと報告した。さらに，この研究では，青少年は最終的にトラウマナレーションが最も役に立ったと述べていたが，これは先行研究（Deblinger et al., 2006）の結果を追試し確認するものだった。

TF-CBT の有用性は，眼球運動による脱感作と再処理法（Eye Movement Desensitization and Reprocessing, EMDR）とも比較研究された。この研究は，オランダのトラウマ被害を受けた子どもに対して実施された（Diehle et al., 2015）。この無作為化比較試験では，48人の子ども（8-18歳）において，両方の治療モデルがPTSD症状の有意な減少を示したことが報告された。しかし，TF-CBT に割り付けられた子どもだけが，治療後にうつや多動症状の有意な減少を示していた。

TF-CBT の有効性は，8 つのドイツのメンタルヘルスクリニックでも検証された。この調査では，PTSD 症状を有する子ども（7-17歳）が，TF-CBT 群または待機群に無作為に割り付けられた（Goldbeck et al., 2016）。この研究結果でも，TF-CBT 群に割り付けられた子どもは，待機群と比較して，PTSD 症状・うつ・不安・問題行動が有意に大幅に減少したことが示された。興味深いことに，この研究では，より年少で，治療前に併存症がより少なかった子どもが，治療後により大きな症状の改善を示すことを見出した。この研究チームはまた，治療前に，シンプルな PTSD を示した子どもと複雑性 PTSD を示した子どもの，TF-CBT の潜在的反応性の差異を調べた（Sachser et al., 2017）。それによると，複雑性 PTSD を示した子どもとシンプルな PTSD を示した子どもが示す症状のパターンには，認識可能な差異があったが，分析結果は，複雑性 PTSD の子どももシンプルな PTSD の子どもも，ともに TF-CBT に等しく反応したことを見出した。しかし，複雑性 PTSD を有する子どもは，治療の開始時にも終了時にも，より高いレベルの PTSD 症状を有していたと報告された。また，この研究チームが，TF-CBT に反応して PTSD 症状が低減するメカニズムを検証したことは注目すべきことである。彼らの研究は，TF-CBT に参加する青少年のトラウマ後の認知の変化が，治療後の PTSD の低減を媒介することを実証した（Pfeiffer et al., 2017）。この知見は，TF-CBT 治療モデルのトラウマナレーションおよびプロセシング段階の基礎となる理論および原理と一致している。最後に，ドイツの研究チームは，治療後に参加者を追跡し，6 カ月後と12カ月後に評価した。彼らの報告では，TF-CBT に参加した青少年は，トラウマに関連する認知・不安・外在化

症状・全般的な心理的適応が持続的に改善していたことが示された。これらの改善は，うつ・内在化症状・全般的な生活の質に関しても維持されていた（Tutus et al., 2017）。さらに，TF-CBT で学んだスキルが，治療終了後も子どもと養育者にとって有益であり，治療終了後も継続的にトラウマ性の記憶をプロセスしたり効果的にストレスに対応したりする可能性のあることが示唆された。

　TF-CBT は，北米・南米・ヨーロッパ・アジア・アフリカ・オーストラリアなど6つの大陸の37カ国以上で，対面式のトレーニングが開催され，世界中で使用され続けている。トラウマの被害を受けた子どもへの TF-CBT の影響を高めるための国際的な研究が，今もなお続いている。たとえば，オーストラリアの研究者は，若年成人を対象とした TF-CBT 適用の潜在的価値を検証するためのパイロット研究を積極的に実施している。これまでのところ，彼らの研究から，TF-CBT が，25歳までの青少年と若年成人に実施可能であり，うつや PTSD を軽減するのに有効であるらしいことが示唆されている（Peters, 2019）。

　TF-CBT の治療アウトカム研究は，世界中の青少年や養育者に成功裏に実施されてきたが，文化的要因が結果にどのような影響を与えるかについての理解は，依然として限られていることに留意すべきである。これは，人種，民族，宗教，または治療に反応するその他の文化的要因の影響に関する限られた研究の結果である。しかし，虐待やネグレクトを体験した子どもの治療に関する研究の実証的レビューでは，しばしば対応を余儀なくされる多くのデリケートな問題があるため，虐待やネグレクトを体験した子どもに治療を提供する上で，セラピストが文化的能力を高めることが重要であることが示唆された（Cohen et al., 2001）。トラウマに焦点を当てた治療の文脈では，たとえば，セクシュアリティ・しつけの方法・死や死後の捉え方・家族の境界・親子関係に関する信念を養育者や青少年から引き出し，理解し，治療と関連する場合は話し合うことが重要であるかもしれない。なぜならば，先に述べたように，強力な治療同盟の構築は，TF-CBT の肯定的な結果に関連しているからである（Ormhaug et al., 2014）。さらに，強力なセラピストとクラ

イアントの関係は，敏感な文化的問題を共有し，議論し，治療の流れのなかで最適に対応することができる，安全な治療関係を提供できるかもしれない。

　本書の残りの部分では，日本で行われてきた優れた TF-CBT の臨床および研究の取り組みが紹介されている。2011年に発生した津波をきっかけに，日本の仲間との大切な連携が始まった。実際に，日本からメンタルヘルスの専門家の大きなグループが，東日本大震災のすぐ後に，米国のニュージャージー州の CARES 研究所（Child Abuse Research Education and Service Institute）を訪れ，私たちは，TF-CBT を実施するための訓練とサポートを提供した。その訪問からまもなく，兵庫県こころのケアセンターの私たちの仲間が，日本の子どもとその養育者への TF-CBT の有効性を評価するための予備的な治療アウトカム研究を開始したことを，私たちはうれしく思った。こうした取り組みは，津波の被害を受けた子どもを初め，さまざまなトラウマに苦しんでいる日本中の子どもに，最適なメンタルヘルスケアを提供したいという，彼らのまじめさと献身を最も確実に表していると思われる。

（訳：亀岡 智美）

文　献

Cohen, J. A., & Mannarino, A. P. (1996). Factors that mediate treatment outcome of sexually abused preschool children. *Journal of the American Academy of Child & Adolescent Psychiatry,* 35(10), 1402-1410. http://doi.org/10.1097/00004583-199610000-00028

Cohen, J. A., & Mannarino, A. P. (1998). Factors that mediate treatment outcome of sexually abused preschool children: Six- and 12-month follow-up. *Journal of the American Academy of Child & Adolescent Psychiatry,* 37(1), 44-51. http://doi org/10.1097/00004583-199801000-00016

Cohen, J. A., Deblinger, E., Mannarino, A. P., & de Arellano, M. A. (2001). The importance of culture in treating abused and neglected children: An empirical review. *Child Maltreatment,* 6(2), 148-157. http://doi.org/10.1177/1077559501006002007.

Cohen, J. A., Deblinger, E., Mannarino, A. P., & Steer, R. (2004). A multisite, randomized controlled trial for children with sexual abuse-related PTSD symptoms. *Journal of the American Academy of Child & Adolescent Psychiatry,* 43(4), 393-402. http://doi.org/10.1097/00004583-200404000-00005

Cohen, J. A., Mannarino, A. P., & Deblinger, E. (2006). *Treating trauma and traumatic grief in children and adolescents.* Guilford Press.［白川美也子，菱川愛，富永良喜訳（2014）．子どものトラウマと悲嘆の治療．金剛出版］

Cohen, J. A., Mannarino, A. P., & Deblinger, E. (2017). *Treating trauma and traumatic grief in children and adolescents (2nd ed.).* Guilford Press.

Cohen, J. A., Mannarino, A. P., & Deblinger, E. (2012). *Trauma-focused CBT for children and adolescents: Treatment applications.* Guilford Press.［亀岡智美，紀平省吾，白川美也子監訳（2015）．子どものためのトラウマフォーカスト認知行動療法．岩崎学術出版社］

Cohen, J. A., Mannarino, A. P., & Iyengar, S. (2011). Community treatment of posttraumatic stress disorder for children exposed to intimate partner violence: A randomized controlled trial. *Archives of Pediatrics & Adolescent Medicine,* 165(1), 16-21. http://doi.org/10.1001/archpediatrics.2010.247

Cohen, J. A., Mannarino, A. P., Jankowski, K., Rosenberg, S., Kodya, S., & Wolford II, G. L. (2016). A randomized implementation study of Trauma-focused Cognitive Behavioral Therapy for adjudicated teens in residential treatment facilities. *Child Maltreatment,* 21(2), 156-167. http://doi.org/10.1177/1077559515624775

Deblinger, E., Lippmann, J., & Steer, R. (1996). Sexually abused children suffering posttraumatic stress symptoms: Initial treatment outcome findings. *Child Maltreatment,* 1(4), 310-321. http://doi.org/10.1177/1077559596001004003

Deblinger, E., Mannarino, A. P., Cohen, J. A., & Steer, R. A. (2006). Follow-up study of a multisite, randomized, controlled trial for children with sexual abuse-related PTSD symptoms. *Journal of the American Academy of Child & Adolescent Psychiatry,* 45(12), 1474-1484. http://doi.org/10.1097/01.chi.0000240839.56114.bb

Deblinger, E., Mannarino, A. P., Cohen, J. A., Runyon, M. K., & Heflin, A. H. (2015). *Child sexual abuse: A primer for treating children, adolescents, and their nonoffending parents (2nd ed.).* Oxford University Press.

Deblinger, E., Mannarino, A. P., Cohen, J. A., Runyon, M. K., & Steer, R. A. (2011). Trauma-focused Cognitive Behavioral Therapy for children: Impact of the trauma narrative and treatment length. *Depression & Anxiety,* 28(1), 67-75. http://doi.org/10.1002/da.20744

Deblinger, E., Stauffer, L., & Steer, R. (2001). Comparative efficacies of supportive and cognitive behavioral group therapies for young children who have been sexually abused and their nonoffending mothers. *Child Maltreatment,* 6(4), 332-343. http://doi.org/10.1177/1077559501006004006

Deblinger, E., Steer, R. A., & Lippmann, J. (1999). Two-year follow-up study of cognitive behavioral therapy for sexually abused children suffering post-traumatic stress symptoms. *Child Abuse & Neglect,* 23(12), 1371-1378. http://doi.org/10.1016/S0145-2134(99)00091-5

Diehle, J., Opmeer, B. C., Boer, F., Mannarino, A. P., & Lindauer, R. J. L. (2015). Trauma-focused Cognitive Behavioral Therapy or eye movement desensitization and reprocessing: What works in children with posttraumatic stress symptoms? A randomized controlled trial. *European Child & Adolescent Psychiatry,* 24(2), 227-236. http://doi.org/10.1007/s00787-014-0572-5

Dittmann, I., & Jensen, T. K. (2014). Giving a voice to traumatized youth-Experiences with Trauma-focused Cognitive Behavioral Therapy. *Child Abuse & Neglect*, 38(7), 1221-1230. http://doi.org/10.1016/j.chiabu.2013.11.008

Dorsey, S., Pullmann, M. D., Berliner, L., Koschmann, E., McKay, M., & Deblinger, E. (2014). Engaging foster parents in treatment: A randomized trial of supplementing Trauma-focused Cognitive Behavioral Therapy with evidence-based engagement strategies. *Child Abuse & Neglect*, 38(9), 1508-1520. http://doi.org/10.1016/j.chiabu.2014.03.020

Goldbeck, L., Muche, R., Sachser, C., Tutus, D., & Rosner, R. (2016). Effectiveness of Trauma-focused Cognitive Behavioral Therapy for children and adolescents: A randomized controlled trial in eight German mental health clinics. *Psychotherapy and Psychosomatics*, 85(3), 159-170. http://doi.org/10.1159/000442824

Jaycox, L. H., Cohen, J. A., Mannarino, A. P., Walker, D. W., Langley, A. K., Gegenheimer, K. L., Scott, M., & Schonlau, M. (2010). Children's mental health care following Hurricane Katrina: A field trial of trauma-focused psychotherapies. *Journal of Traumatic Stress*, 23(2), 223-231. http://doi.org/10.1002/jts.20518

Jensen, T. K., Holt, T., Ormhaug, S. M., Egeland, K., Granly, L., Hoaas, L. C., Hukkelberg, S. S., Indregard, T., Stormyren, S. D., & Wentzel-Larsen, T. (2014). A randomized effectiveness study comparing Trauma-focused Cognitive Behavioral Therapy with therapy as usual for youth. *Journal of Clinical Child & Adolescent Psychology*, 43(3), 356-369. http://doi.org/10.1080/15374416.2013.822307

King, N. J., Tonge, B. J., Mullen, P., Myerson, N., Heyne, D., Rollings, S., Martin, R., & Ollendick, T. H. (2000). Treating sexually abused children with posttraumatic stress symptoms: A randomized clinical trial. *Journal of the American Academy of Child & Adolescent Psychiatry*, 39(11), 1347-1355. http://doi.org/10.1097/00004583-200011000-00008

McMullen, J., O'Callaghan, P., Shannon, C., Black, A., & Eakin, J. (2013). Group Trauma-focused Cognitive-Behavioural therapy with former child soldiers and other war-affected boys in the DR Congo: A randomised controlled trial. *Journal of Child Psychology and Psychiatry*, 54(11), 1231-1241. http://doi.org/10.1111/jcpp.12094

Murray, L. K., Familiar, I., Skavenski, S., Jere, E., Cohen, J., Imasiku, M., Mayeya, J., Bass, J. K., & Bolton, P. (2013). An evaluation of Trauma-focused Cognitive Behavioral Therapy for children in Zambia. *Child Abuse & Neglect*, 37(12), 1175-1185. http://doi.org/10.1016/j.chiabu.2013.04.017

Murray, L. K., Skavenski, S., Kane, J. C., Mayeya, J., Dorsey, S., Cohen, J. A., Michalopoulos, L. T. M., Imasiku, M., & Bolton, P. A. (2015). Effectiveness of Trauma-focused Cognitive Behavioral therapy among trauma-affected children in Lusaka, Zambia – A randomized clinical trial. *JAMA Pediatrics*, 169(8), 761-769. http://doi.org/10.1001/jamapediatrics.2015.0580

O'Callaghan, P., McMullen, J., Shannon, C., Rafferty, H., & Black, A. (2013). A randomized controlled trial of Trauma-focused Cognitive Behavioral therapy for sexually exploited, war-affected Congolese girls. *Journal of the American Academy of Child & Adolescent Psychiatry*, 52(4), 359-369. http://doi.org/10.1016/j.jaac.2013.01.013

Ormhaug, S. M., Jensen, T. K., Wentzel-Larsen, T., & Shirk, S. R. (2014). The therapeutic alliance in treatment of traumatized youths: Relation to outcome in a randomized clinical trial. *Journal of Consulting and Clinical Psychology, 82*(1), 52-64. http://doi.org/10.1037/a0033884

Peters, W. (2019, November 27-29). *Trauma-Focused Cognitive Behavioural Therapy (TF-CBT) for young people who experience interpersonal trauma* [*Conference Session*]. 41st Annual society for Mental Health Research (SMHR) Conference, Melbourne, Australia. https://www.smhr2019.com.au/program/

Pfeiffer, E., Sachser, C., de Haan, A., Tutus, D., & Goldbeck, L. (2017). Dysfunctional posttraumatic cognitions as a mediator of symptom reduction in Trauma-focused Cognitive Behavioral Therapy with children and adolescents: Results of a randomized controlled trial. *Behaviour Research and Therapy, 97*, 178-182. http://doi.org/10.1016/j.brat.2017.08.001

Sachser, C., Keller, F., & Goldbeck, L. (2017). Complex PTSD as proposed for ICD-11: Validation of a new disorder in children and adolescents and their response to trauma-focused cognitive behavioral therapy. *Journal of Child Psychology and Psychiatry, 58*(2), 160-168. http://doi.org/10.1111/jcpp.12640

Tutus, D., Pfeiffer, E., Rosner, R., Sachser, C., & Goldbeck, L. (2017). Sustainability of treatment effects of Trauma-focused Cognitive Behavioral Therapy for children and adolescents: Findings from 6- and 12-month follow-ups [Letter to the editor]. *Psychotherapy and Psychosomatics, 86*, 379-381. http://doi.org/10.1159/000481198

第Ⅱ部

トラウマフォーカスト認知行動療法の
わが国での展開

第*3*章
トラウマフォーカスト認知行動療法の わが国への導入と効果検証

亀岡 智美

I わが国における子どものトラウマ診療

　わが国においても，毎年多くの子どもたちが，自然災害や事故・犯罪被害や虐待などの被害に遭遇している。たとえば，2011年の東日本大震災では，約1,500人の子どもたちが親の死を体験した。孤児となったのは約240人である（厚生労働省雇用均等・児童家庭局，2014）。また，学校や保育所の管理下における負傷などは，年間109万件に上っている。さらに，児童買春・児童ポルノなどの福祉犯の被害者となった20歳未満の子どもは，年間約6500人である（内閣府，2017）。年々うなぎ登りに増加している児童相談所における児童虐待に関する相談対応件数は，2018年度に15万件を突破した（厚生労働省）。このような状況において，心的外傷（トラウマ）を体験し，精神健康不全に悩む子どもたちへのケアや治療に注目が集まるようになった。

　国際的に見ると，子どものトラウマケアについての研究やさまざまな情報の普及啓発は，2000年を境に大きく飛躍した。その大きな理由のひとつは，米国子どものトラウマティックストレス・ネットワーク（National Child Traumatic Stress Network, NCTSN）の設立である。NCTSN は，Children's Health Act に基づいて米国議会の承認を受けて設置された。全米に150以上のセンターを有し，多くの地域機関と連携している NCTSN の主な目標は，トラウマを体験した子どもたちへの標準的なケアを確立し，ケアへのアクセスを改善することである。そのために NCTSN が行っているさまざまな活動

は，子どものトラウマ治療や介入方法の開発・データ分析・治療プログラム
の評価・訓練プログラムの提供などにとどまらず，政策分析など多岐にわた
る。

　翻って，2000年代初頭のわが国の児童青年期精神科医療において，トラウ
マに関連するさまざまな精神医学的問題に対応できる医療機関は少なく，標
準的診療体制も未だ確立されていない状況だった。2008年に実施された日本
児童青年精神医学会の医師会員を対象とした調査（回収数486，回収率
28.2％）によると，回答者（77.8％が精神科医，17.9％が小児科医）のうち
62.8％の医師がトラウマ関連症例（交通事故，性被害，暴力被害，犯罪被害，
自然災害など）の診療経験があると回答したものの，8割以上の医師が支持
的精神療法や薬物療法を採用していた。また，約9割の医師がトラウマ診療
に関心をもっていたにもかかわらず，これまでトラウマ診療に関連する研修
を受けたことがある医師は4割に満たなかった。一方，過半数の医師が，認
知行動療法や心理教育の方法などを学びたいと回答しており，効果が実証さ
れた子どものトラウマ診療を求める声は多かった（亀岡，2008）。

　これらの状況を受けて，2011年に「子どものトラウマ診療ガイドライン」
の初版が作成された。本ガイドラインは，とにかくすぐに読めて最低必要と
される情報をコンパクトにまとめることに主眼が置かれた。また，医師に限
らず，子どものトラウマに関わる精神保健福祉領域の専門家を読者対象とし
た。なぜならば，トラウマの概念は精神医学の歴史上，ややもすると「忌み
嫌われる」概念であり，わが国の児童青年精神医学領域では，先述の調査へ
の回答者以外の医師のなかには，「トラウマ」という用語にさえ抵抗感を有し
ている人が少なくないだろうと推察されたからである。このため，このガイ
ドラインはA5サイズで36ページ，こころを和ませるイラストを掲載し，文
字数を極力減らす，というガイドラインとしては異色の仕様となっている
（亀岡，2010）。また，トラウマ診療に詳しくない臨床家でもすぐに心理教育
を提供できるように，心理教育のための冊子『こころとからだのケア〜ここ
ろが傷ついたときのために』[注1] が併せて発行された。

　本ガイドラインは，平常時における子どものトラウマへの標準的診療に寄

与するために作成されたが，わが国における大規模な自然災害や事件の支援現場でも活用されてきた。初版が発行された直後には東日本大震災が発災し，その後も熊本地震・西日本豪雨災害・北海道胆振東部地震・川崎市登戸通り魔事件・令和元年台風第19号災害など，児童青年が巻き込まれる大きな出来事が続いたが，そのたびに，国立成育医療研究センターこころの診療部の手によって，被災地域の多くの支援者にガイドラインが配布され支援の指針として役立てられた。これまで，ホームページ[注2]から自由にダウンロードして利用される以外に，総数3,300部（初版～第3版，2019年11月15日現在）のガイドラインが印刷配布された。

　このような取り組みを通して，わが国においても，子どものトラウマ診療への関心は徐々に高まり，効果が実証された子どものトラウマ治療モデルが，より一層求められるようになった。

Ⅱ　TF-CBT との出会い

　子どものトラウマに関する研究に取り組むなかで，私たちはトラウマフォーカスト認知行動療法（Trauma-Focused Cognitive Behavioral Therapy, TF-CBT）という，子どものトラウマ関連障害に対する非常に強力な治療モデルと出会った。TF-CBT の終了例では，子どもの PTSD 症状のみならず，トラウマに関連したうつ症状や不安症状・行動上の問題・性的逸脱行動・恥の感情・信頼感・社会生活能力などにおいて改善が認められることが報告されている。また，養育者の抑うつ感情や PTSD 症状・その他の心理的苦悩の軽減や親機能の向上にも効果が認められている（Cohen, Mannarino & Deblinger, 2017）。

注1）国立成育医療センター https://www.ncchd.go.jp/kokoro/disaster/to_protected.pdf，兵庫県こころのケアセンター http://www.j-hits.org/child/pdf/1_1kokorotokarada.pdf#zoom=100

注2）国立成育医療研究センター http://www.ncchd.go.jp/kokoro/disaster/to_torauma_Ver3.pdf，兵庫県こころのケアセンター http://www.j-hits.org/child/pdf/0_1guideline_ver3.pdf#zoom=100）

先述の NCTSN では，子どものトラウマケアに有効であるとされる多くの治療プログラムを毎年公表しているが，そのなかでも TF-CBT は，効果検証の重厚さでは群を抜いている。また，国際トラウマティック・ストレス学会（Foa et al., 2010），米国児童青年精神医学会（American Academy of Child & Adolescent Psychiatry, 2010），英国医療技術評価機構（National Institute for Clinical Excellence, 2005），米国犯罪被害者研究治療センターと性暴力とトラウマティック・ストレスセンターにより発行された「身体的性的被虐待児のための治療ガイドライン」（Saunders, Berliner & Hanson, 2004）において，子どもの心的外傷関連障害への第一選択治療として推奨されている。また，国際トラウマティック・ストレス学会から発表された最新のガイドライン（Forbes et al., 2020）においても，児童青年期の PTSD への心理治療として強く推奨されるモデルのひとつとしてあげられている。この TF-CBT は，現在米国のみならず，中東やヨーロッパの国々，アフリカ，アジアの国々において，実施・展開されている（図3-1）。

　TF-CBT は，普及啓発の面でも先進的な発展を遂げている。その契機となったのは，サウスカロライナ医科大学の米国犯罪被害者研究治療センターが，最初のウェブベースのトラウマ学習プログラムの開発に使用するモデルに，TF-CBT を選んだことである（Reece et al., 2014）。この学習モデルは，2005年に TF-CBTWeb（現在は TF-CBTWeb2.0, https://tfcbt2.musc.edu/）として発表された。このウェブ学習プログラムは，文章での説明のほかに，デモンストレーションビデオを駆使して TF-CBT の治療要素が説明されており，いつでもどこでも利用できるのが最大の利点である。その結果，10年間で25万人以上もの臨床家がアクセスし，半数以上の人が修了している（Cohen et al., 2017）。

　さらに，TF-CBT の人材育成システムも確立されつつある。米国保健省薬物乱用サービス局や NCTSN の助成によって，トレーナー研修・コンサルタント研修・スーパーバイザー研修の3つの標準的なプログラムが開発され，米国 TF-CBT 治療者認定プログラム（https://tfcbt. org/）が構築された（Cohen et al., 2017）。これらのプログラムを通して，米国内のみならず国際的

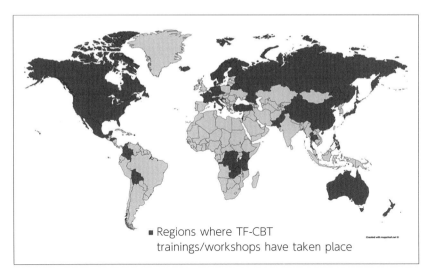

図3-1　TF-CBT 初期研修が実施された国々
(Hong, David. Personal Communication, 2019.4.23)

に TF-CBT 専門家のネットワークが形成され，TF-CBT の持続可能な普及啓発に貢献している。現在もこれら専門家の間で情報交換が活発になされ，プログラムは今もなお進化し続けている。

　TF-CBT を習得したい人は，まず TF-CBT のマニュアル（Cohen et al., 2006, 2012, 2017）を読み，TF-CBTWeb を修了した上で，開発者や認定されたトレーナーによる初期研修を受講し，さらに，ケース進行中のコンサルテーションを受けることが推奨されている。

Ⅲ　TF-CBT の習得

　私たちのグループが，本格的に TF-CBT の臨床実践のための準備を開始したのは2010年のことである。まず，推奨されている通り，マニュアルとされている教科書を読み，TF-CBTWeb を修了した上で，当時わが国で唯一人，開発者らの初期研修を受講していた白川美也子氏から伝達講習を受けた。翌年の2011年，折しも東日本大震災が発災した年の夏に，ローワン大学

（当時はニュージャージー医科歯科大学）の CARES（Child Abuse Research Education and Service）Institute を訪ね，Deblinger 博士から研究協力者らとともに初期研修を受講した。そして，その足でアレゲーニー総合病院の Center for Traumatic Stress in Children and Adolescents に Cohen & Mannarino 両博士を訪ね，直接指導を受けた。無謀にもその時までに，手探りで実践した「TF-CBT 修了症例」の報告をし，開発者全員から指南を受けたのだが，このことはその後の技術習得の大いなる指針となった。

　その時のことで最も印象に残っているのは，開発者らの子どもに寄り添う姿勢である。開発者らに指導を受けるにあたって，私は柄にもなく多少とも客観的な結果を示さなければならないと思い立ち，TF-CBT 実施前後の子どもの症状変化を評価尺度で測定した結果を示した。ところが 3 人の開発者らはその結果には見向きもせず，「大切なことは，子どもの認知がどのように変わったかということだ。TF-CBT を実施することで，子どもが生きていく上で，より役に立つものの見方を獲得したかどうかが重要なのだ」ということを繰り返し教えてくれた。根っからの臨床人間である私は，彼らのこの臨床的姿勢に感銘を受け，TF-CBT になお一層魅せられるようになった。それまで何となく無味乾燥な印象が強かった認知行動療法としての TF-CBT が，いきなり暖かい血の通ったもののように思えたからだ。

　帰国後に，はやる気持ちを抑えながら，プログラムで使用する各種資料の作成翻訳やプロトコールの作成に邁進するとともに（亀岡，2013），新たな症例での TF-CBT に取り組んだ。しかし，私は早速「初心者の壁」に直面することになった。いかに優れた初期研修を受講したとしても，実際の症例では，細部でどうしたらよいかわからなくなることが多々あるし，どこを目指して進めばよいのかわからなくて迷子になることもよくあるからである。そんな時に手を差し伸べてくれたのが Cohen 博士だった。恐る恐るケース進行中のコンサルテーションを希望すると，「いいよ。いつから？　今週？　来週？」という具合に快諾してくれたのである。それから，毎回のセッション終了後に，使用した資料と共にセッションの様子を報告し，コメントをもらうということが続いた。Cohen 先生は，不安がる私に，多くの肯定的評価

を与えてサポートしてくれた。また，どのような質問に対しても具体例をあげながら，率直に即座に回答してくれた。私は，先生の膨大な臨床経験と実践力を思い知り，TF-CBT の四半世紀の歴史の重みを実感した。

Ⅳ　TF-CBT の効果検証

その後，私たちは TF-CBT の実践を積み重ね，まず，わが国での TF-CBT の実施可能性の検証に取り組んだ。最初の小規模なパイロット研究は，2013年に報告された（亀岡ら，2013）。この研究では，8‐18歳の身体的虐待例や家庭外の性被害例，極端な暴行場面の目撃例や交通事故被害児など，さまざまなトラウマとなる出来事を体験した6例を対象に，10‐18セッションの TF-CBT を実施した。その結果，全例において PTSD 症状の改善が認められ，TF-CBT がわが国のトラウマ関連障害例に対しても有望なプログラムであることが示唆された。

2015年には，国内4カ所の治療支援施設（兵庫県こころのケアセンター，岩手医大／いわてこどもケアセンター，被害者支援都民センター，大阪府子ども家庭センター）で集積された TF-CBT 実施例35例の結果をまとめて報告した（Kameoka et al., 2015）。この調査では，自然災害や性被害・身体的虐待や犯罪被害など，多様なトラウマを体験した3‐17歳（平均年齢10.9歳）の男女（男25.7％，女74.3％）に TF-CBT を実施したところ，TF-CBT を修了した32例（ドロップアウト8.6％）のうち71.9％で少なくとも50％以上の PTSD 症状の改善が認められ（効果量1.24），全例で社会生活機能が改善した（効果量1.96）。

これと並行して，2013年から2018年にかけて，兵庫県こころのケアセンターと被害者支援都民センターにおいて，TF-CBT のわが国における有効性を検証するために，無作為化比較試験を実施した（Kameoka et al., 2020）。表3-1に示すように，6‐18歳までのさまざまなトラウマを体験した30例の子どもとその家族が，TF-CBT 群（14例）と待機群（16例）に無作為に割り付けられ，両群の効果が比較された。その結果，表3-2に示すように，子どもの

表3-1　参加者の属性 (Kameoka et al., 2020より引用，翻訳)

	TF-CBT(n=14)		Waitlist-control (n=16)		Statistics
	M or n	SD or %	M or n	SD or %	
年齢 (M, SD)	13.36	3.46	14.50	2.82	t_{28}=.940
性別：男 (n, %)	3	21.4	5	31.3	$\chi^2(1)$=.368
女	11	78.6	11	68.8	
トラウマ体験の種類数 (M, SD)	3.14	1.55	3.06	1.25	t_{28}=.156
トラウマ体験のタイプ					$\chi^2(1)$=.002
単回	8	57.1	9	56.2	
複数	6	42.9	7	43.8	
子どものインデックストラウマ(n, %)					
交通事故	2	14.3	0	0	
犯罪被害	1	7.1	1	6.3	
身体的虐待	1	7.1	2	12.5	
性的虐待（家庭内・家庭外）	9	64.3	12	75.0	
トラウマ性の死	1	7.1	1	6.3	
向精神薬の服用 (n, %)	1	7.14	2	12.5	$\chi^2(1)$=.238
治療に参加した養育者 (n, %)					
実母	8	57.1	9	56.2	
実両親	3	21.4	3	18.8	
実父			1	6.3	
祖母	1	7.1			
養護施設職員	2	14.3	3	18.8	

TF-CBT: trauma-focused cognitive behavioral therapy

PTSD症状とうつ症状において，有意な改善が認められた。子どもの全般的機能や不安，行動上の問題においては，両群間で有意な差は認められなかったが，効果量は0.38から0.70を示した。同様に，養育者のうつや不安，生活の質にも，両群間における有意差は認められなかったが，効果量は0.34から0.76だった。このように，小規模サンプルではあるものの，わが国の一般臨床の場において，TF-CBTの有効性が実証されたことの意義は大きいと思われる。

Ⅴ　人材育成と持続可能な TF-CBT の実施に向けて

　先述のように，私たちのグループは，TF-CBT の効果検証とグループ内での人材育成に併行して取り組んだ。図3-2に示すように，協力機関は部署全体で TF-CBT 実施の体制を整え，グループ全体で治療教材などを共有しながら技術向上を目指した。また，つねに米国の開発者らや公認のトレーナーと連携しながら適宜指導を受け，修了ケースについてはウェブコンサルテーションで忠実度チェックを受けた。また，グループ内での技術伝達を円滑にするために，ケース進行中のセッションごとのコンサルテーション体制も構築した（亀岡，2019a，2019b）。

　そして現段階では，より広く TF-CBT を普及啓発し，人材を育成していく段階に入っている。TF-CBT の米国における治療者養成は，主に次の３段階で実施されるのが標準的である。すなわち，①初期研修（２〜３日），②グループ・コンサルテーション（ケース進行中に実施，１回１時間，おおむね隔週，合計12回），③ラーニング・コラボラティブでの技術共有，である。2017年の10月に，アジア地域向けのトレーナー研修が実施され，私たちのグループからも数名のトレーナーが誕生した。それに伴って，2018年からは国内で，日本人トレーナーによる初期研修の提供が可能になった。また，初期研修後に実施する，ウェブでのグループ・コンサルテーションもすでに提供され，複数グループが終了した。さらに，2018年７月には，TF-CBT ラーニング・コラボラティブ研究会が設立された（図3-3）。この研究会は，米国と同様に，協働学習の理論に基づいて運営されており，「どんどん共有し，恥ずかしがらずに真似しあう」を合言葉に，TF-CBT 実践家の相互の学びの場を提供している。今後は，これらの実践を積み重ね，改良し，このシステムが有効に機能するかどうかを検証するための実装研究が求められている。

表3-2　群内および群間差

	TF-CBT (n=14)					
	Baseline		*1 month*		*Pre-post %*	*d¹*
	M	*SD*	*M*	*SD*	*reduction*	
Primary						
K-SADS score						
Total	12.64	2.34	7.07	4.38	44.1	1.59
Re-experiencing	4.43	1.22	2.29	1.68	48.4	1.46
Avoidance	4.07	1.59	2.14	1.56	47.4	1.22
Hyper-arousal	4.14	1.03	2.64	1.74	36.2	1.05
Secondary–self						
CGAS	55.86	7.01	64.79	10.91	−16.0	−0.97
UCLA	37.00	10.66	21.43	13.41	42.1	1.29
DSRSC	20.07	7.47	11.57	7.56	42.3	1.13
SCAS	49.64	17.66	34.93	22.35	29.6	0.73
CBCL						
Totalª	72.79	10.56	66.00	11.87	9.3	0.60
Externalizingᵇ	65.64	10.96	62.07	11.18	5.4	0.32
Internalizing	74.64	10.84	67.14	12.38	10.0	0.64
Secondary–caregiver						
BDI-II	21.07	7.86	14.43	10.12	31.5	0.73
STAI						
State anxiety	52.43	11.09	46.21	13.93	11.9	0.49
Trait anxiety	55.57	12.63	50.64	14.40	8.9	0.36
WHOQOL						
Overall	5.43	2.24	5.71	1.94	−5.3	−0.14
Physical	20.29	5.33	21.71	5.40	−7.0	−0.27
Psychologicalᶜ	17.00	4.20	18.71	5.04	−10.9	−0.37
Social	9.64	2.34	10.00	3.11	−3.7	−0.13
Environmental	24.07	6.78	25.50	6.87	−5.9	−0.21

[a]Two missing values in the waitlist control group, [b]one missing value in the waitlist behavioral therapy; K-SADS: Kiddie Schedule for Affective Disorders and Schizophrenia for Scale; UCLA: UCLA-PTSD Reaction Index for DSM-IV; DSRSC: Depression Self-Rating Scale years old; BDI-II = Beck Depression Inventory II; STAI: State-Trait Anxiety Inventory; pre-post effect size in the waitlist control group; d[3]: effect size between TF-CBT and

(Kameoka et al., 2020)

	Waitlist control (n=16)					Between groups		
	Baseline		1 month		Pre-Post % reduction	d^2	d^3	95%CI
	M	SD	M	SD				
	11.56	3.05	9.69	3.84	16.2	0.54	0.96*	[0.20, 1.72]
	4.00	1.26	3.19	1.56	20.3	0.57	0.77*	[0.02, 1.51]
	3.63	1.54	3.00	1.67	17.2	0.39	0.77*	[0.02, 1.51]
	3.94	1.12	3.50	1.32	11.1	0.36	0.77*	[0.02, 1.51]
	53.75	8.39	59.06	6.85	−9.9	−0.69	0.38	[−0.35, 1.10]
	35.69	14.53	30.63	15.84	14.2	0.33	0.89*	[0.12, 1.63]
	19.06	6.42	16.75	7.56	12.1	0.33	1.15**	[0.37, 1.92]
	48.94	21.60	44.44	24.26	9.2	0.20	0.57	[−0.17, 1.30]
	67.14	6.93	64.79	7.07	5.0	0.34	0.70	[−0.11, 1.48]
	59.93	10.89	58.73	10.08	2.6	0.11	0.35	[−0.40, 1.09]
	69.81	10.74	66.56	9.22	4.7	0.32	0.58	[−0.16, 1.30]
	16.56	10.42	14.94	12.43	9.8	0.14	0.62	[−0.12, 1.36]
	51.56	11.55	48.27	13.84	5.8	0.26	0.35	[−0.38, 1.09]
	51.75	10.34	50.25	11.62	2.9	0.14	0.40	[−0.33, 1.12]
	5.56	1.26	5.44	1.26	2.2	0.10	0.34	[−0.38, 1.06]
	21.19	4.20	19.94	5.17	5.9	0.27	0.63	[−0.11, 1.36]
	17.13	4.06	16.81	3.78	1.8	0.08	0.76	[0.00, 1.52]
	9.69	1.40	9.94	1.48	−2.6	−0.17	0.07	[−0.65, 0.78]
	25.50	4.03	24.69	4.91	3.2	0.18	0.52	[−0.22, 1.24]

control group, [c]one missing value in the TF-CBT group. TF-CBT: trauma-focused cognitive
School-Age Children/Present and Lifetime Version; CGAS: Children's Global Assessment
for Children; SCAS: Spence Children's Anxiety Scale; CBCL: Child Behavior Checklist/4–18
WHOQOL: WHO Quality of Life scale; d^1: pre-post effect size in the TF-CBT group; d^2:
waitlist control group; *: $p < .05$; **: $p < .01$.

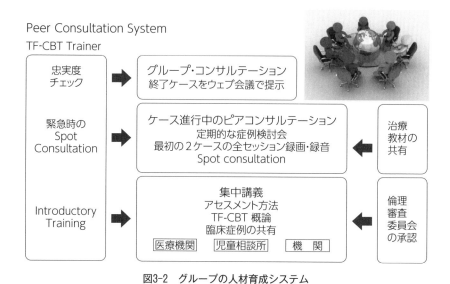

Peer Consultation System

TF-CBT Trainer

忠実度 チェック	→	グループ・コンサルテーション 終了ケースをウェブ会議で提示	
緊急時の Spot Consultation	→	ケース進行中のピアコンサルテーション 定期的な症例検討会 最初の2ケースの全セッション録画・録音 Spot consultation	← 治療 教材の 共有
Introductory Training	→	集中講義 アセスメント方法 TF-CBT 概論 臨床症例の共有 医療機関　児童相談所　機関	← 倫理 審査 委員会 の承認

図3-2　グループの人材育成システム

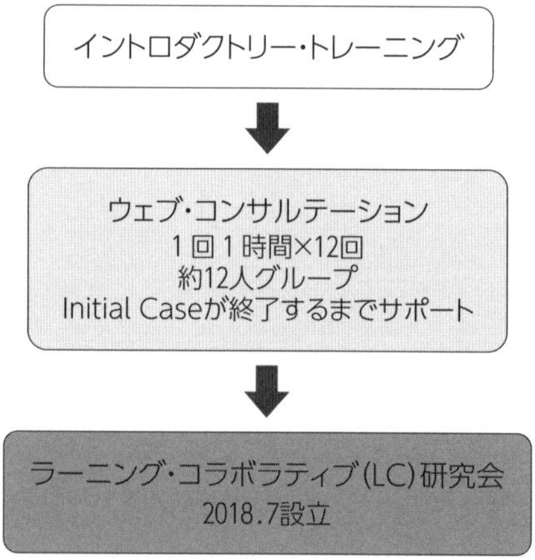

イントロダクトリー・トレーニング

↓

ウェブ・コンサルテーション
1回1時間×12回
約12人グループ
Initial Caseが終了するまでサポート

↓

ラーニング・コラボラティブ(LC)研究会
2018.7設立

図3-3　わが国の人材育成システム （亀岡, 2019a）

Ⅵ おわりに──ニーズの高まり

冒頭で述べたように，残念ながらわが国では，大規模な自然災害や事故・犯罪被害・子ども虐待の問題など，子どもがトラウマを被る可能性のある出来事が繰り返し起きている。子どものトラウマが，一般社会のなかで注目される機会が増え，子どものトラウマに関する啓発が進むにつれて，被害を受けた子どもとその家族における治療ニーズは確実に増加していくことが予想される。これらのニーズに応じて，適切なトラウマ治療を提供することが，私たち臨床家に求められる使命なのである。

文　献

American Academy of Child & Adolescent Psychiatry (2010). Practice parameter for the assessment and treatment of children and adolescents with posttraumatic stress disorder. *Journal of American Academy of Child Adolescent Psychiatry, 49,* 414-430.

Cohen, J. A., Mannarino, A. P., & Deblinger, E. (2006). *Treating trauma and traumatic grief in children and adolescents.* Guilford Press. [白川美也子，菱川愛，富永良喜訳 (2014). 子どものトラウマと悲嘆の治療. 金剛出版]

Cohen, J. A., Mannarino, A. P., & Deblinger, E. (2012). *Trauma-focused CBT for children and adolescents: Treatment applications.* Guilford Press. [亀岡智美，紀平省吾，白川美也子監訳 (2015). 子どものためのトラウマフォーカスト認知行動療法. 岩崎学術出版社]

Cohen, J. A., Mannarino, A. P., & Deblinger, E. (2017). *Treating trauma and traumatic grief in children and adolescents (2nd ed.).* Guilford Press.

Foa, B., Keane, T., Friedman, M., & Cohen, J. (2010). *Effective treatments for PTSD 2nd edition: Practice guidelines from the international society for traumatic stress studies.* Guilford Press. [飛鳥井望監訳 (2013). PTSD 治療ガイドライン第 2 版. 金剛出版]

Forbes, D., Bisson, J., Monson, C., Berliner, L., Foa, E., Keane, T., Cohen, J. (2020). *Effective treatments for PTSD, Third edition: Practice guidelines from the international society for traumatic stress Studies.* Guilford Press.

Kameoka, S., Tanaka, E., Yamamoto, S., Saito, A., Narisawa, T., Arai, Y., Asukai, N. (2020). Effectiveness of trauma-focused cognitive behavioral therapy for Japanese children and adolescents in community settings: A multisite randomized controlled trial. *European Journal of Psychotraumatology,* in press.

Kameoka, S., Yagi, J., Arai, Y., Nosaka, S., Saito, A., Miyake, W., Asukai, N. (2015). Feasibility of trauma-focused cognitive behavioral therapy for traumatized children in Japan: A pilot study. *International Journal of Mental Health Systems, 9,* 26.

doi:10.1186/s13033-015-0021-y

亀岡智美（2008）．子どものトラウマへの標準的診療に関する研究．平成20年度厚生労働科学研究（子ども家庭総合研究事業）報告書．（主任研究者：奥山眞紀子「子どもの心の診療に関する診療体制確保，専門的人材育成に関する研究」）

亀岡智美（2010）．子どものトラウマへの標準的診療に関する研究．平成22年度厚生労働科学研究（子ども家庭総合研究事業）報告書．（主任研究者：奥山眞紀子「子どもの心の診療に関する診療体制確保，専門的人材育成に関する研究」）

亀岡智美（2013）．児童青年期の心的外傷関連障害（PTSDなど）の診療・治療の標準化に関する研究．平成22-24年度厚生労働科学研究（障害者対策総合研究事業）報告書．（主任研究者：齊藤万比古「児童青年精神科領域における診断・治療の標準化に関する研究」）

亀岡智美．（2019a）．トラウマフォーカスト認知行動療法（TF-CBT）．トラウマティック・ストレス，17(1)，45-53. *Japanese Journal of Traumatic Stress : Official journal of the Japanese Society for Traumatic Stress Studies,* 17(1), 45-53. Retrieved from https://ci.nii.ac.jp/naid/40021982217/

亀岡智美（2019b）子どもの心的外傷関連障害治療プログラムの多機関における効果検証と応用に関する研究．学術振興会科学研究費16H03747研究成果報告書．Retrieved from https://kaken.nii.ac.jp/ja/file/KAKENHI-PROJECT-16H03747/16H03747seika.pdf

亀岡智美，齋藤梓，野坂祐子，岩切昌宏，瀧野揚三，田中究，飛鳥井望（2013）．トラウマフォーカスト認知行動療法（TF-CBT）：わが国での実施可能性についての検討．児童青年精神医学とその近接領域，54(1)，68-80. Retrieved from https://ci.nii.ac.jp/naid/40019580278/

厚生労働省雇用均等・児童家庭局（2014）．東日本大震災被災児童への支援について．Retrieved from http://www.reconstruction.go.jp/topics/main-cat2/sub-cat2-4/20130703_kourousyou1.pdf

内閣府（2017）．子供・若者白書〈平成29年度版〉．日経印刷．

National Institute for Clinical Excellence（2005）．*The management of PTSD in adults and children in primary and secondary care.* Retrieved from www.nice.org.uk

Reece, R. M., Hanson, R. F., & Sargent, J. (2014). *Treatment of child abuse common ground for mental health, medical, amd legal practitioners (2nd ed.).* Johns Hopkins University Press.［亀岡智美，郭麗月，田中究監訳（2019）．虐待された子どもへの治療：医療・心理・福祉・法的対応から支援まで（第2版）．明石書店］

Saunders, B., Berliner, L., & Hanson, R. E. (2004). *Child physical and sexual abuse: Guidelines for treatment*（Revised Report: April 26, 2004. Charleston: SC: National Crime Victims Research and Treatment Center.

第4章

トラウマフォーカスト
認知行動療法の実際

亀岡 智美

I はじめに

　トラウマフォーカスト認知行動療法（TF-CBT）の実践方法については，開発者らが出版しているマニュアル（Cohen et al., 2006, 2012, 2017）を熟読し，初期研修を受講することが必要である。また，適切に TF-CBT を実践するためには，実際のケースで TF-CBT を実践しながらコンサルテーションを受けることが不可欠である。ここでは，開発者らの著書に基づいて TF-CBT の治療構造や治療要素を簡単に確認しながら，私たちが TF-CBT を学ぶ過程で開発者や公認のトレーナーから学んだことや，実践するなかで気づいたこと，コンサルテーションを提供するなかで浮かび上がってきた初学者が陥りやすいポイントなどを中心に，具体的に述べていきたい。

II 治療対象

　TF-CBT は，トラウマとなる出来事を体験し，PTSD や関連症状によって生活面で何らかの機能障害を起こしている子どもと主たる養育者を対象とする治療プログラムである。
　対象年齢は 3-18 歳とされているが，開発者らによると，多くの無作為化比較試験で効果が実証された年齢範囲が 3-18 歳なのであり，この範囲外の年齢の子どもにも適用できるということである。たとえば，2 歳の子どもで

も適用は可能であるが，その場合，子ども自身が何らかの方法でトラウマとなる出来事について表現しており，それを治療者と共有できていることが必要条件となる。同様に，軽度知的障害を有する子どもにも，もちろん適用は可能である。その場合，対象となる子どもの知的発達レベルと感情表出能力などを鑑み，TF-CBT の各要素が実施可能であるかどうかを検討するとよい。

　TF-CBT では，親の参加を強く推奨している（Deblinger et al., 1996）。特に行動化が認められるケースでは，子どもの行動コントロールをサポートするために，親の参加は欠かせないと考えられている。また，親が適切に子どもを支援することができるようになると，TF-CBT 終了後も引き続き子どもをサポートし続けることができるという利点もある。親の参加が困難な時には，直接子どもを養育している里親や施設職員，親以外の親族など，子どもが信頼している養育者の参加でもよいとされている。それでも，養育者の参加が困難な時には，子どもだけを対象にした TF-CBT が実施されるが，私たちが研究班で蓄積した200例近くの実践例のなかで，子どものみで TF-CBT を実施したケースはごくわずかである。

　ここで，初学者が陥りやすい過ちとして2つの点について注意を喚起しておきたい。1点目は，TF-CBT に参加する養育者は，必ず**非加害養育者**でなければならない，ということである。よくある過ちは，子ども虐待症例で加害養育者を治療に参加させている例である。たとえば，かつて子どもへの身体的虐待が起きていた家庭で，子どもが成長するにつれて，身体的虐待はほとんどなくなったが，今度は子どもの問題行動が顕在化し，養育者が育児上の問題へのケアを求めてくる場合などである。子どものトラウマに関心の高い臨床家は，子どものトラウマのみに注目し TF-CBT に導入しようとするのだが，養育者の加害性が見落とされているのである。このような場合，子どもにとって治療の場が安全ではなくなるために，子どもは安心してトラウマに関する記憶に向き合うことができなくなる。このようなケースでは，現在たとえ身体的な加害行為が認められなくなっていたとしても，暴言や養育者の衝動行為などによる強圧的なしつけのパターンが継続している場合は，TF-CBT 以外の治療プログラムが推奨される。

◆ 重要ポイント**1**：アセスメント ◆

① PTSD の評価尺度

　身体外傷の治療の際には，受傷状況の確認や外傷部位の検査などが不可欠であるように，こころのケガであるトラウマの治療においても，詳細なアセスメントは必須である。TF-CBT は，子どもの PTSD への治療モデルであるので，PTSD のアセスメントは絶対に必要である。その際に，評価尺度を利用すると，もれなく評価できるので便利である。

　子どもの PTSD のアセスメントでは，子どもがどのようなトラウマとなる出来事を体験したのかということと，その結果どのような PTSD 症状が認められるのかの両方を評価することが必要となる。また，PTSD 症状の80％は，子ども本人から聴取しなければわからないとされているため，ひとつひとつの症状を子ども本人に確認しなければならない。現段階でこの条件を満たしている評価尺度で，国際的に最も汎用されているのは，「UCLA 心的外傷後ストレス障害インデックス」（Takada et al., 2018）である。

②具体的症状の把握

　アセスメントでは，子どもに認められる PTSD 症状を具体的に把握しておくことが，TF-CBT 実施時に役立つ。たとえば，「クラスメイトが他児をあざけるような物言いをすると，父親からの身体的虐待場面の記憶が鮮明によみがえり，映画を見ているような感じになる」などのように，症状のリマインダーとなる状況と症状の出現方法を合わせて共有しておくことが重要である。また，アセスメント終了後には，必ず結果を子どもや養育者と共有し，「こころのケガは治療できる」ことを伝え，子どもと養育者を動機づけることが不可欠である。

　TF-CBT はトラウマに焦点化した治療であるので，どの症状を標的に何を目指して治療していくのかについて，実施前に治療者が明確にイメージできていなければならない。初学者のなかには，アセスメントを実施しない，あるいは，アセスメントを実施して合計点数は出しているものの具体的な症状を把握しないまま，さらには，子どもや養育者の同意も得ないままに漠然と治療を開始している例が散見されるので，注意が必要である。

2点目は，PTSD を適切にアセスメントすることなしに TF-CBT に導入しようとする例が少なからず認められることである。TF-CBT は，子どもの PTSD 症状のみではなく，うつや問題行動にも効果があると報告されている。しかし，基本はあくまでも PTSD への治療プログラムである。完全に PTSD の診断基準を満たす必要はないが，少なくとも PTSD の侵入症状が認められなければ，TF-CBT を導入してトラウマ記憶に曝露させる必要はないのである。子どものなかには，トラウマとなる出来事を体験しても，症状の出現がほとんどなく，日常の生活機能も保たれている例もある。そのようなケースには，心理教育やリラクセーション，あるいは，感情のコントロール方法の習得や柔軟な認知コーピングなど，トラウマインフォームドケアの観点からのスキル習得を丁寧に実施するだけでよい場合もある。また，トラウマとなる出来事を体験し，それに起因する問題行動のみが認められるケースでは，養育者にトラウマの理解を促すような，丁寧な心理教育とペアレンティングスキルを実施し，養育者が子どもの問題行動をうまくコントロールできる術を習得することをサポートするとよい（Deblinger et al., 2011）。

Ⅲ　プログラム全体の治療構造

　TF-CBT は，アタッチメント理論・精神発達的神経生物学などの原理に基づき，家族療法やエンパワメントの要素など，さまざまな治療技法を取り入れて構成される複合的なプログラムである。基本的には個人治療の枠組みで提供されるが，グループ治療も実施されている（Deblinger et al., 2016）。ただし，グループ治療では，同じような発達レベルで同じタイプのトラウマを体験し，同じ時間に来所できる子どもを集めることには困難が伴うなど，課題がないわけではない。

　治療は，毎週1回，合計50〜90分（子どもセッションと養育者セッションに同じ時間を割り当てる）で実施される。各セッションは，子ども面接，養育者面接の順で同じ治療者が実施するが，治療の終盤には，親子合同セッションが設定されている。しかし，治療の中盤までの段階でも，子どもに重

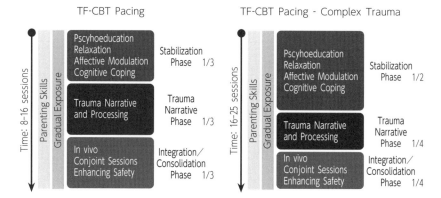

図4-1 TF-CBT の段階的曝露と各相の配分
(Cohen et al., 2012)

篤な問題行動が認められ，それへの対処が必要になる場合などには，適宜親子面接を挿入することもある。

　TF-CBT では，治療全体のバランスも大切にされており，Stabilization and Skill Building Phase と Trauma Narrative and Processing, Consolidation and Integration Phase は，それぞれ治療全体の 3 分の 1 ずつの割合になるように構成されるが，複雑性トラウマのケースでは，Stabilization Phase により多く配分するように推奨されている（図4-1）。

Ⅳ　各セッションの治療構造

　トラウマとなる出来事が子どもにとって，混沌とした予測不能な体験であるだけに，各セッションを構造化することで，セッションが子どもにとって安全で予測可能であることも重要ポイントである。いつも同じ段取りで始まり終了することで，子どもと養育者はセッションの見通しがもてるのである。プログラムを開始する前に，子どもと養育者はすでに，TF-CBT の必要性と内容の概略を説明されており，治療を受けることに同意しているはずであるが，初回セッションでは，改めて TF-CBT が何を目標としたプログラムなのかということを，子どもにもわかりやすいアナロジーを使って説明す

◆◆ 重要ポイント**2**：事前準備と動機づけ ◆◆

　目には見えないこころのケガの治療は，子ども本人と養育者との協同作業となる。そのためには，子どもと養育者の積極的な関与を促すことが不可欠である。TF-CBT 実施にあたって，臨床家が最初に苦労するのは，毎週のセッションを実現することである。子どものトラウマ症例，特に，子ども虐待症例などでは，多問題を抱えた家族が多く，利用できるリソースも持ち合わせていないケースが多い。さらには，養育者自身が，毎週通院を実現するために，さまざまな状況をうまく調整することができない場合もある。それだけに，家族が抱えるさまざまな障壁を治療者が一緒に見つけ出し，問題をともに解決していこうとする姿勢を示すことが重要である（例：きょうだいを療育機関に送迎する必要がある場合は，送迎の支障にならない時間帯にセッションを設定するなど）。

　また，毎週通院が必要であるとわかると，難色を示す家族が多い。そればかりか，治療者も「毎週はしんどいですよね」と半ば諦めてしまっているケースが散見される。これでは，子どもと養育者の意欲が高まるはずがない。このような場合は，治療者が毎週通院の必要性について，TF-CBT の治療原理に基づいて適切に説明することで，子どもと養育者の動機づけを高めることが重要である。

る。実際の臨床場面では，従来のケアを継続していた臨床家が，途中からTF-CBT を提供するということもよくあると思われるが，その場合も，今回から，これまでのケアとは異なる TF-CBT が開始される，ということを子どもや養育者に明確に示すことが大切である。その上で，毎回のセッションの治療要素に取り組む。

　各セッションでは，全体の時間配分に気を配ることが必要である。子どもの年齢や集中時間の長短によって，子どもセッションの全体の時間が決定されるが，そのセッションで取り組む主な治療要素に一番多くの時間を配分する。初学者のなかには，最初の導入でとりとめのない会話が延々と続いたり，

前回の復習で大半の時間を費やしてしまったりして，メインの治療要素の途
中で子どもの集中時間切れとなってしまうケースが散見されるので要注意で
ある。子どもが達成感をもって終了できることも重要である。初学者のなか
には，張り切って準備したことを全部盛り込もうとするのだが，全部の課題
をやり切れず，子どもがイライラしはじめて仕方なく終了している例があ
る。この場合，子どもは全部の課題ができなかったという不全感を抱いてし
まいやすい。このあたり，子どもの状態に合わせて柔軟な対応が必要となる。

　最後のエンディングのちょっとしたお楽しみや，年長児であれば何気ない
日常の会話などは，セッション中の子どもの緊張をほぐして終了するための
ものである。時々，この時間にセッションと同じくらいの時間を費やして子
どもの希望するゲームなどをしているケースが見受けられるが，これは推奨
されない。子どもは，ゲームを目的にセッションに来るようになってしま

表4-1　各セッションの構造

1．アナロジーを用いてプログラムを説明する（初回セッションでは必須）
2．前回の振り返り，復習クイズなど（2回目以降）
3．宿題の確認（2回目以降）
4．本日の治療要素に取り組む
5．宿題を出す
6．エンディング：短時間のお楽しみ，気楽な会話など

い，セッションの中盤あたりから「早く終わらせてゲームをしようよ」と終
了をせかすようになってしまう。これでは本末転倒である。

V　治療要素

　基本となる治療要素は，表4-2に示すように「A-PRACTICE」の頭文字で
表される（Cohen et al., 2017）。最も中核となる要素は，トラウマナレーション
とプロセシング（T）であり，子どもはここでトラウマ記憶と向き合い，そ
れを整理していくのであるが，その前にさまざまなスキルを学ぶ段階
（Stabilization and Skill Building Phase）が設定されており，子どもと養育者
はトラウマリマインダーを統制するためのさまざまなスキルを習得する。す
なわち，トラウマのタイプ別にそのメカニズムを学ぶ心理教育（P）やリラ
クセーションスキルの習得（R），感情への気づきと感情コントロールの習
得（A），認知の三角形の習得（C）などを行い，並行して，養育者は子ども
のトラウマ症状に適切に対応できるようにさまざまなペアレンティングスキ
ル（P）を学ぶ。
　TF-CBT の対象となるケースでは，養育者自身も直接的間接的にトラウマ
を有している場合が多いので，この段階で子どもと共にさまざまなスキルを
学ぶことが，養育者自身の安定のために役立つこともある。
　終盤の Consolidation and integration phase では，親子合同セッション
（C）がもたれ，完成したトラウマナレーションを養育者と子どもで共有し，
トラウマに関する親子のコミュニケーションの強化を図る。TF-CBT では健

ヒント2：アナロジーの例（整理できない荷物）

　こころにケガをするような体験をすると，その出来事をすぐに整理することができないんだ。だから，ゴチャゴチャのまま，この子みたいに，たくさんの荷物を，いつも抱えたままで生活することになるんだ。この状態のまま，学校に行ったり，遊んだりするのは大変そうだよね。ちょっと動くと荷物の中身がこぼれてしまいそうだしね。これから始める治療では，この荷物を一緒に整理していきます。きちんと整理ができたら，もういつも抱えていなくてもよくなるよ。「これはもうずっと前に終わったこと」って思えるようになって，荷物を置いておけるようになるんだよ。

　「ちょっと大変そう！」って思うかもしれないけど，一緒に応援するからだいじょうぶだよ。まずは，上手に整理ができるように，準備体操から始めていこうね。

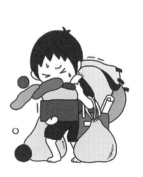
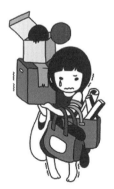

康で開かれたコミュニケーションを促進するようにデザインされている。最後の，将来の安全と発達の強化（E）では，これまで習得したスキルを統合し，子どもが本来の発達力を取り戻し，プログラム終了後にも習得したスキルを実践し続けることができるように支援される。TF-CBTでは，これらの要素を通じて，子どもが少しずつ段階的にトラウマ記憶に向き合っていける

表4-2　TF-CBT の治療構成要素「A-PRACTICE」(Cohen et al., 2017)

Assessment and case conceptualization：アセスメントとケースの概念化

・Psychoeducation about child trauma and trauma reminders：
子どものトラウマとトラウマリマインダーについての心理教育

・Parenting component including parenting skills：
ペアレンティングスキルを含む養育に関する要素

・Relaxation skills individualized to child and parent：
子どもと養育者それぞれへのリラクセーションスキル

・Affective expression and modulation skills tailored to youth and family：
子どもと家族に合わせた感情表出と調整のスキル

・Cognitive coping: cognitive triangle：認知コーピング：認知の三角形

・Trauma narration and processing：トラウマナレーションとプロセシング

・In vivo mastery of trauma reminders：
実生活内でのトラウマリマインダーの統制

・Conjoint child-parent sessions：親子合同セッション

・Enhancing future safety and development：将来の安全と発達の強化

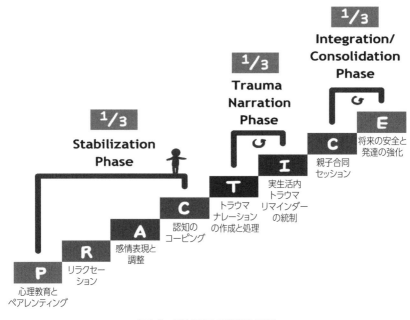

図4-2　TF-CBT の段階的曝露

ように配慮されている（図4-2）。

　また，すべての要素で重要なことは，臨床家が一方的に知識を伝授するというよりも，肯定的な雰囲気のなかで，子どもや養育者とやり取りをしながら進めていくことである。

　以下に，それぞれの要素ごとの注意点や留意点を述べる。

1．心理教育

　この要素では，子どもと養育者が，トラウマとなる出来事についてよく知り，その出来事を体験したことに起因する症状に気づくことができるようになることが目標である。そのために，それぞれの子どもが体験したすべてのトラウマとなる出来事について，その名称・概要・発生頻度・出来事の責任の所在（自分が悪かったからその出来事が起きたと思っている子どもは多いが，けして子どもの責任ではないこと）などを，子どもの発達年齢に応じて明確に伝えることが重要である。その上で，さまざまな症状が認められるのは，こころにケガをした結果であり，身体にケガをすると出血するのと同じように当然の反応であることを子どもに伝える。そして，その子どもに認められている症状や，その症状がどのような状況で出現しやすいのかを話し合っていく。

　治療者は，TF-CBT 実施前にすでにアセスメントを実施しているのであるから，ほとんどの症状は把握しているはずであるが，ここでは改めて，子どもや養育者と症状や症状の出現の仕方を共有することになる。この心理教育は，TF-CBT の全経過を通じて，折に触れて繰り返される。子ども自身に起きた出来事やそれによる反応について知ることが，子どもの安全感を高め，養育者の理解を深めることにつながる。

　初学者にしばしば認められる混乱は，この段階で「一般的なトラウマの心理教育」を実施してしまうことである。「こころもケガすることがある」「あなたのこころもケガしているかもしれない」ということを伝えるこの「一般的なトラウマの心理教育」（Holmes, 2000; Jessie, 1991; Kaplow & Pincus, 2007; 亀岡, 2016）は，初診時からアセスメント実施前までに行なうべきものであ

重要ポイント**3**：性的虐待・性暴力の心理教育

　ほかの種類のトラウマと同様，性的虐待・性暴力とはどのような出来事なのかについての情報を提供することが，心理教育の目標となる。初学者は時々この段階で，「パッケージ化された性教育」のようなものを実施していることがあるが，これは子どもへの再トラウマ化につながることもあるため，大いに注意を喚起しておきたい。ここで言う「パッケージ化された性教育」とは，生命の尊さ・健康な性・正しい性行為・自分の身の守り方などの要素を含む一連のものを指す。

　注意しておきたいのは，子どもが体験したのは，通常の性行為ではなく，性暴力であり犯罪だということである。トラウマとなる出来事が未整理の段階で，一般的な性教育が提供されると，子どもは体験した行為が「通常の性行為」であるかのように誤解してしまう恐れがある。あるいは，自分が体験した出来事が「適切な性行為ではなかった」とか，「自分は身を守ることができなかった」など，子どもの否定的な認知を強化してしまう恐れがある。TF-CBT では，健康な性や安全スキルの習得は，トラウマナレーションとプロセシングが終了した後の最終段階で取り組むことになっている。

　一方，プライベイトパーツの各部位の名称などを子どもと確認しておくことは，TF-CBT の初期段階で実施することとされている。トラウマナレーションで，体験した性暴力について詳述する際に，部位の名前がわからなければ，適切に表出することができないからである。ここでは，日頃子どもが使用している名称を確認し，医学用語ではどのように呼ばれているかを共有する。そして，子どもが恥ずかしがらずにその名称を言えるようになるまで練習する。ただし，年少児の場合は，子どもが知っている以上の情報を不用意に与えてしまい，子どもを怖がらせたり不安にさせたりすることがないように，細心の注意が必要になる。

る。ここで必要なのは，子どもが体験したトラウマの種類に特化した心理教育なのである。

　トラウマに特化した心理教育では，できるだけその出来事を表すことばを使用する。たとえば，「あなたが体験した身体的虐待」や「性暴力被害（レイプ）」などである。子どもは自分の体験した出来事を表すことばを知らなければ，適切に表出することができないため，この点は，開発者らも強調しているところである。例外は，子どもが年少な場合である。年齢不相応に難しいことばを使用してしまうと，子どもが必要以上に恐怖を抱いてしまうかもしれないので，このような場合は，子どもが理解できるやさしいことばで表現するように心がけるとよい。

２．リラクセーション

　トラウマによる生理学的な症状を和らげるために必要な要素である。あるいは，TF-CBT セッション中に，子どもや養育者の不安緊張が高まった時にも使用することができる。スキル自体は，一般のストレスマネジメントで使用されているものと同じであるが，子どもや養育者が，トラウマ反応時に適時，実際に使いこなせるようになることを目指す。

　そのためには，リラクセーションのメカニズムを，子どもの発達年齢に応じて説明し，宿題に出す以外にも，機会あるごとに実践できるようサポートすることが大切である。子どもがすぐに想起できるような，簡単な名称を共有しておくことも役に立つ（ゆっくり呼吸，レモン，カメ体操など）。子どもによっては，独自のリラックス法を編み出している場合もあるので，それらに光を当てると，子どもの意欲を高めることができる。引き出しの多い臨床家のなかには，たくさんのリラックス法を百花繚乱のごとく教授するのだが，子どもにはどれも定着しなかったという残念なケースもあるため，「決まったスキルを繰り返し」がよいかもしれない。

３．感情表出と調整

　この要素では，子どもの感情への気づきを高め，それをことばで表現でき

▟ ヒント3：PTSD症状をコントロールするための 『3点セット』

　トラウマによる症状について学び，リラクセーションスキルを習得した段階では，日常生活に出現するトラウマ症状への気づきと，それをコントロールする力を強化していきます。その際に役立つのが，持続エクスポージャー療法を開発したFoaらの提唱する情報処理理論に基づいた次のような方法です。

　つまり，侵入症状などが出現した際に，まず「症状だ」と気づく。そして，習得したリラクセーションスキルを実施して，少し冷静になります。その上で，しっかりと周りを見回して，「だいじょうぶ。今そのことが起きているわけではない。その出来事はもうずっと前に終わったことだ」と言い聞かせるのです。この方法ですべての症状が完全になくなるわけではありませんが，「少しでも症状を緩和する方法を知っている」ということが，子どもの安全感を高めるのです。

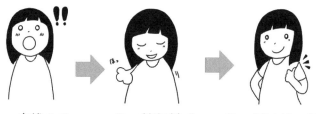

1．症状への
　気づき　　　2．落ち着く　　　3．だいじょうぶ

るようにサポートし，否定的な強い感情が生じた時にそれをコントロールするスキルの習得を目指す。最低限取り組むべき要素は，①感情のラベルづけ（さまざまな感情を特定し表現する），②感情の強さをモニターする（気持ちの温度計での測定），③同時にさまざまな感情を抱くことがあることを学ぶ，④否定的で強い感情が生じた時にそれをコントロールするスキルを習得す

る，の4項目である。

　トラウマナレーションの要素では，子どもはこれまで体験したことのない，ことばにしにくい出来事を表現しなければならない。それだけに，事前に練習しておくことが必要なのである。臨床家の側は，ここで子どもが現段階で有している感情表現能力や調整能力を評価することができる。予想以上に豊かな感情表現ができる子どももいれば，見かけに反して貧困な場合もある。後者の場合は，感情表出と調整に割り当てられたセッション以外でも，ことあるごとに，子どもの感情表出を促し，短時間練習を繰り返すとよい。

　時々，子どもがすでに感情表出や調整ができていると判断し，「この子はもうできているから」と，この要素を実施せずに飛ばしてしまう臨床家がいる。あるいは，子どもとのとりとめもない会話のなかで，臨床家が子どもに「その時どんな気持ちだった？」と尋ね，子どもが回答できたことをもって，この要素を実施したことにする臨床家が散見されるが，これは推奨されない。TF-CBTでは，子ども・養育者・臨床家の三者が，目標や理解を共有することが重視される。各要素において，子ども自身が「今日は○○のことを学んだ」「私は○○ができるようになった」というように，今どの位置に立っていて，何を目指しているのかを明確に理解していることが不可欠である。

4．認知コーピング

　この要素は，すべての認知行動療法に共通する根幹とも言うべき要素である。TF-CBTでは，トラウマナレーションとプロセシングのセッションで，トラウマとなる出来事に起因する子どもの不適切で正確ではない認知を修正するという難事業に取り組む。認知コーピングはその前段階の，いわば，準備体操である。TF-CBTでは，考え・気持ち・行動をそれぞれ区別し，これらのつながりを理解することを目指す。その上で，同じ状況でも，考え（捉え方）が変わると，気持ちや行動も変化することを習得するのである。プログラム開発者らは，子ども自身に三角形を実際に書かせてワークに取り組むことを推奨している。この要素を学ぶことで，子どもは，肯定的な考えの方が否定的な気持ちが生じにくく，否定的結果を免れやすいことに気づくので

◆◆ 重要ポイント4：段階的曝露 ◆◆

　TF-CBTは，過去のトラウマ記憶に向き合うという曝露の要素をもったプログラムである。そして，成人のプログラムに比べて，より段階的にトラウマ記憶に向き合っていけるように工夫されたプログラムである。とはいえ，やりようによっては，まったく段階的曝露にならない場合がある。こうしたことは，最初の「安定化の段階」の治療要素が，別々に，連動することなく実施される時によく起こる。

　たとえば，心理教育では，子どもの体験したトラウマとなる出来事について話し合われるのだが，その後のリラクセーション・感情・認知の要素のセッションで，まったくその出来事に触れられず，ひたすら楽しくスキル習得に邁進し，トラウマナレーションの段階で，いきなり再び，その出来事が登場する場合などである。年少の子どもなどでは，トラウマナレーションのセッションで，「今日は，あなたが体験した出来事についてお話してください」と言われて，どの出来事のことを指しているのか，すぐには思い浮かばない子どももいる。あるいは，久しぶりにその出来事の名称（性暴力，虐待）を聞いて，固まってしまう子どももいる。

　このような事態を避けるために，臨床家は，各セッションを通じて，意図して子どもが体験した出来事の名称を口にするように心がけるとよい（例：あなたはお父さんから性的虐待を受けて，こころにケガをしたからこのプログラムを受けていたんでしたね。2回目の今日は，○○について勉強していこうね）。あるいは，子どもに「あなたはどんな体験をしてこのプログラムを受けることになったんでしたっけ？」と尋ねてもよい。こうすることで，子どもは出来事の名称を聞いたり，口にしたりするだけでは動じることがなくなる。

　さらに，リラクセーション・感情の各要素においても，体験した出来事や子どもが困っているトラウマ反応と関連付けて実施すると，段階的曝露は達成される。たとえば，感情の要素では，トラウマとなる出来事を体験した時の感情や，トラウマ反応が起きた時の感情を取り上げることもできる。もちろん，子どもの状態に合わせて無理は禁物であるが，安全な治療の場で，臨床家が落ち着いてその出来事に向き合う姿勢を見せることは，子どもや養育者に勇気を与えるだろう。

ある。

TF-CBTのマニュアルとなる著書（Cohen et al., 2006, 2012, 2017）でも，イントロダクトリー・トレーニングでも，臨床家は，**この段階ではトラウマにまつわる子どもの否定的認知を絶対に扱ってはならない**，ということを学んでいるだろう。子どもの認知は，周囲の大人の言動に影響を受けやすいため，この段階では，日常生活のシンプルな葛藤場面で練習することが推奨されている。

臨床家は，その子どもに応じていくつかの葛藤場面を提示する。時々，「いろいろな考えが出てくる場面ってどんな場面があるかな？」と子どもに考えさせている臨床家がいるが，これは推奨されない。例題をいくつかやり終えるまで，何を学ぼうとしているのか子どもにとっては漠然としていることが多いからである。また，私自身がそうであるのだが，本格的な認知行動療法を学ぶことなくTF-CBTを習得する臨床家が多いせいか，異なる状況でどんな考えが浮かぶか，子どもに考えさせている例も散見される。異なる状況で違う考えが浮かぶのは当たり前である。ここで学ぶのは，あくまでも同じ状況でも異なる考えがあり得ることに気づかせることである。

ほかにもよく目にする混乱は，日常生活の実際の葛藤場面を取りあげるのはよいのだが，例示の場面が複雑すぎて，臨床家自身にも到達点がわからず，子どもと2人で迷路に迷い込んでしまっているような例である。このような場合は，提示する場面を，一旦シンプル化して取り組むとよい。

イントロダクトリー・トレーニングで，受講者にこの治療要素のワークをしてもらうと必ず出される疑問に，「子どもの考えを無理やりに肯定的なものに変えさせようとするのは抵抗がある」というものがある。この要素では，「子どもの考え（認知）を変えさせる」ことが目的なのではなく，あくまで「異なる考えがあることに気づく」ことが目的である。実際にこの要素を子どもと取り組むと，トラウマとなる出来事については強固な否定的認知（自責感など）を有しているのに，日常の場面では，案外肯定的な考えを表明することができる子どもも少なくない。トラウマナレーションに取り組む前段階で，子どものこのような健康な側面に触れることは，臨床家にとっては

─ ❖─ 重要ポイント **5**：子どもと養育者のエンパワメント ❖ ─

　子どもと養育者にとって，TF-CBTとは，事前にいくら説明を受けていたとしても，未知のプログラムである。臨床家だけを頼りにして，暗闇を手探りで進んでいるようなものなのである。その上，触れると痛みや苦痛を伴うトラウマとなる出来事の記憶に向き合わなければならない。それだけに，TF-CBTの全経過を通じて，子どもと養育者をエンパワーすることは必須である。特に，トラウマナレーションに導入する前の，安定化の段階で，子どもと養育者を最大限に勇気づけておくことが大切である。

　そのためには，「プログラムは順調に進んでいます」とか「予定通りです」，あるいは，「お子さんの理解がよいので，予定より早くどんどん進んでいます」などの経過報告を，養育者に，はっきり言語化して伝えるとよい。あるいは，養育者が日常生活で適切な対応ができている場合などは，すかさずそれを認め肯定的にフィードバックする。また，子どもセッションでも，子ども自身が編み出した技や工夫している対応方法などが見つかった時には，「何も習っていないのに，自分で考え出したなんてすごい！」とか「困ったな，今日先生が教えることがなくなっちゃった」などとしっかりと肯定的に評価する。さらには，子どもの集中力の範囲でコンパクトにセッションが終了した際などに，「あなたがしっかり取り組んでくれたから，予定より早く，もう終わっちゃった」など，子どもの達成したことに肯定的メッセージを伝えていく。

　このような細かい取り組みの積み重ねが，トラウマナレーションとプロセシングでの難作業のエネルギーになるのである。

勇気づけられることでもある。

5．養育者セッション

　養育者セッションは，子どもセッションに比べて，さまざまなことに同時並行的に取り組まなければならないだけに，臨床家は大忙しとなる。しかも，養育者セッションの取り組みが，子どもの回復の鍵となることが少なく

表4-3　養育者セッションで取り組むべきこと

1．子どもセッションで取り組んだことを報告する。
2．養育者自身にもスキルを学んでもらう。
3．子どもが日常生活でスキルを使用できるためにどのようにサポートするかを具体的に考える。
4．問題行動として表出される子どものトラウマ症状に適切に対処する方法を考える。
5．養育者自身の非機能的認知を修正する。

ないため，しっかりと取り組みたい。

1）ペアレンティングスキル

　養育者セッションは子どもセッションと並行して実施され，基本的には子どもセッションで取り組んだ治療要素を養育者にも学んでもらう。その上で，ペアレンティングスキルの要素として，養育者が子どものトラウマ症状をよく理解し，子どもが示す多様な問題に適切に対処できるようになることを目指す。そのためにはまず，養育者にもトラウマに特化した心理教育を実施し，日常生活に潜む子どものトラウマ症状に気づけるように手助けをすることが必要である。また，セッションが進むにつれて，子どもはリラクセーションスキルや感情表出・調整のスキル，認知コーピングの方法を習得するわけだが，同時並行で，養育者にも同じスキルを習得してもらう。養育者セッションでは，子どもセッションの取り組みを報告するだけ，という初学者も散見されるが，養育者の状況に即した形で養育者自身にも各要素のワークを実践してもらうことが推奨されている。子どものトラウマ体験は，養育者にとってもトラウマとなることが多い。また，養育者が過去の未整理なトラウマを抱えている場合もあるため，これらのスキルを習得することは，養育者にとっても必要なことである。

　養育者が，学んだスキルを日常生活で実践することは，子どものよいモデルとなる。さらに，子どもが日常生活のなかで，習得したスキルを実践できるようにサポートする方法が，具体的に話し合われる。子どものトラウマ症状が，反抗的態度や不従順などの行動として表出される場合は，ABC分析や，望ましい行動を具体的に褒める・選択的注目と積極的無視・一貫した

━━ ◆➤ 重要ポイント **6**：陥りがちなペアレンティングスキル ◆ ━━

初学者が陥りがちなペアレンティングスキルの実施方法に次のようなものがある。

①評論家型

臨床家と養育者が，子どもの行動上の問題を評論家のように話し合っており，具体的対応策に触れられないまま，あいまいに終始するパターンである。臨床家は「それは大変ですね」と共感するのみだし，養育者は「いつになったらよくなるんですか？」と人ごとのような態度である。この場合，養育者自身が介入のキーパーソンであることをしっかりと説明し，養育者の対応方法に焦点を当てることが望ましい。

②一方的指導型

対応方法を話し合う際に，臨床家が先走って助言してしまうパターンである。このパターンに終始すると，養育者はいつまでも臨床家に依存し，困ったことがあると臨床家に「どうしましょう？」とおうかがいを立てる姿勢が続いてしまう。この場合，養育者自身に自分の対応方法をモニターし評価する力をつけてもらうことがポイントである。

まず，現在子どものどのような行動に対して，どのように対応しているのかを明らかにする。その上で，その対応方法によって，子どもの行動がどのように変化したかどうかを聴取し，その対応方法の効果を評価する。子どもの行動が改善していない場合は，ほかの対応方法を探し，一定期間実行してもらう。その対応方法が功を奏した際には，「養育者の手柄」として最大限の肯定的メッセージを送る。このような作業を各セッションで実施し続けることによって，養育者の自己効力感は強化され，自信をもって子どもに対応できるようになる。

ルールで対応する，など通常のペアレントトレーニング（岩坂，2012）で実施される手法を用いて，養育者が適切に子どもの行動に対応できるようにサポートする。トラウマに起因する子どもの問題行動には，曝露よりも行動管

理が重要な役割を果たすとされているため，特にペアレンティングスキルに重点を置く必要がある。初学者のなかには，TF-CBT 実施以前に，ペアレントトレーニングを1回も実施したことがないという人も稀にいるが，その場合は，TF-CBT 実施ケース以外のケースで，ある程度実践を積んでおく方がよいと思われる。

2）養育者の認知プロセシング

子どもがトラウマとなる出来事を体験すると，直接的間接的に養育者自身もトラウマを被ることが少なくない。特に，「どうしてもっと早くに気づいてやれなかったのか？」「私のせいでわが子がひどい目にあった」「わが子の一生は台無しだ」などという非機能的認知は，たいていの養育者が多かれ少なかれ抱いているものである。この養育者の非機能的認知をプロセシングしていくことが，養育者セッションのもうひとつの大きな目標である。養育者の非機能的認知が修正されないまま放置されると，子どもの非機能的認知が一旦修正されたとしても，TF-CBT 終了後に養育者の影響を受けて再び否定的認知に傾いてしまうことがあるからである。

プロセシングは，後述する子どものプロセシングと同様の技法を使用して実施するのだが，子どもの非機能的認知はトラウマナレーションが完成した後で初めて扱うのに対して，養育者の非機能的認知は，表出されるたびに，すぐさま何回でもプロセシングを試みる点がまったく異なる。

TF-CBT を実践しはじめた頃，プログラム開発者の1人である Cohen 先生から，実践中の数例のケースの指導を受けていた時のことである。そのケースは，学校での理不尽な傷害事件によって PTSD を発症し，それまで順調だった人生の軌道を大きく狂わせられた中学生のケースだった。私は子どものトラウマナレーションとプロセシングに四苦八苦しており，治療に参加していた母の認知にまで気が回っていなかった。子どものプロセシングが終了して，いよいよ親子合同セッションに差しかかろうとした時に，Cohen 先生から「ところで，母の非機能的認知は十分修正されているのか？」と問われた。私は，その作業にろくに取り組んでいなかったにもかかわらず，母はいつも冷静にセッションに参加していたため「だいじょうぶだと思う」と回

答した。それに対する Cohen 先生の回答は,「本当に？　とてもそうは思えない。このようなケースでは,母の非機能的認知はとても強く,容易に修正されることはないので,十分にそれに取り組んでから合同セッションに臨むように」というものだった。この時は,米国から診察室を透視されているようでドキッとしたのだが,その後,実践を積み重ねるにしたがって,Cohen 先生の指導がいかに的を射たものであったかということを思い知ったのだった。その後,公認のトレーナーである David Hong 先生のコンサルテーションで,養育者の非機能的認知は子どものように一気には変わらないので,少しずつ「ボリュームダウン」していくことを目指すとよいことも教えられた。

6．トラウマナレーションの作成

　TF-CBT の根幹とも言うべき治療要素である。このセッションに差しかかると,初学者はどうしても肩に力が入ってしまうのだが,プログラム開発者の１人である Deblinger 先生は,できるだけ自然な形で,これまでのセッションと切れ目なく,緩やかな丘を登るような感じで取り組むことを推奨している。

　子ども本人や養育者にとっても,出来事の記憶に向き合うことに,不安や恐怖が伴うことは当然である。セッション中にそわそわ落ち着きがなくなったり,それまでのセッションでは意欲的に取り組んでいたのに急にやりたくないと怒りだしたりする子もいるし,PTSD 症状がぶり返し,治療に来るのを嫌がる子もいる。このような場合は,これまで習得した心理教育,リラクセーションスキル,感情表出や調整,認知コーピングの技術を総動員しながら,子どもの不安な気持ちやプログラムに対する否定的な認知を十分表出させ,それを共有し妥当性を保障することが大切である。「トラウマとなる出来事の記憶にきちんと向き合おうとすればするほど,やりたくないという気持ちが強くなる。相反する気持ちや考えがあるのは当然のことだ」ということを,臨床家自身が理解し,それを子どもや養育者にもしっかり伝えておくことが重要である。

　実際のトラウマナレーションは,①どのような方法で表出するか,②どの

❖❖ 重要ポイント 7 ：養育者の感情や認知を引き出す場を作る ❖❖

　TF-CBT は，子どもと養育者をエンパワメントしながら進めていくプログラムであることはすでに述べた。だから，どの臨床家も，明るい雰囲気を醸し出し，ことあるごとに子どもと養育者に肯定的メッセージを伝えることを心がけていると思う。

　しかし，このトーンのまま進んでしまうと，養育者はどのセッションでも本音が出せないまま，つらさをひとりで抱え込んでしまうことになる。だからこそ，養育者がトラウマにまつわる感情や認知を十分吐き出せる場を，自然な形で，意図的に設定する必要がある。

　たとえば，心理教育のセッションでは，トラウマとなる出来事やトラウマ症状について学んだ後，「改めて今どのようなお気持ちですか？」のようにしんみりと問うことで，あるいは，リラクセーションでは，養育者の身体の緊張度に目を向けて，これまでの苦労をねぎらいながら養育者の気持ちにしっとりと寄り添うことで，養育者の本音を引き出すことができる。感情表出や認知コーピングのセッションでは，スキルを学びながら，出来事にまつわる養育者の感情や認知を表出させることができる。

　ここで配慮したいのは，ほとんどの養育者は，TF-CBT では子どもの治療が主であるから，自分のことなどくどくど訴えてはいけない，とか，自分が泣き崩れている場合ではない，などと考えて自制していることが多いという点である。この場合，養育者の気持ちや認知の整理が子どもの治療に何より役立つことを，繰り返し伝えることが重要である。

　もうひとつのポイントは，臨床家は通常の心理療法のように，理性的に整理していくことを焦ってはいけないということである。トラウマにまつわる混沌とした，表現しにくい感情を十分吐き出してもらい，どのような感情でも妥当で自然なものであることを共有しながら進めていくことが大切である。「何度も泣いてもらい，プロセシングを重ね，少しずつ非機能的認知をボリュームダウン」がコツである。

出来事のどのエピソードを取り上げるのか，③どの順番で取り組むのか，を子どもと話し合って決めた上で開始する。ここで大切なことは，トラウマナレーションは，事情聴取ではなく，子どもの主観的体験を聴取する，ということである。事実関係に過度にとらわれることなく，その時の子どもの気持ち・考え・身体感覚などを詳細に聴取していく。

　最初に，基本となるベースライン・トラウマナレーションを聴取する。これは，開放系の質問「その時何が起きたのですか？」に対する，子どもの自発的な語りである。青年期のケースなどでは，最初から時系列に表出しはじめることもあるが，年少の子どもなどでは，とてもシンプルな文章をいくつかつぶやくのみ，ということもあるので，聞き逃さないようにする必要がある。

　トラウマナレーションを詳細化する過程では，「それから何が起きたの？」「その時あなたはどんな気持ちだったの？」「どんな考えが頭に浮かんだの？」「身体はどんなふうになっていたのかな？」と質問を重ねていく。この時の子どもの反応は多様である。その出来事が頭の中で再現され，その時のように苦しそうになってことばがすぐに出てこない子ども，一言もことばを発することができなくなる子ども，興奮気味にしゃべりまくる子ども，時系列が行きつ戻りつしながら次第に細部の詳細を語りはじめる子ども，などさまざまである。臨床家は，できるだけ子どものペースを邪魔しないようにしながら，適切に介入していく。

　この際，「Ask → Listen → Write it down（子どもが語り臨床家が書き留める場合）」を繰り返しながら，子どもが勇気をもって表出していることを褒めたり，励ましたり，子どもの気持ちに共感したりすることを同時にしていく。臨床家は同時にいろいろな作業を進めながら，セッションの全体の時間配分にも配慮しなければならないので大忙しなのであるが，トラウマナレーションが単なる「プロダクト」なのではなく，子どもと臨床家の協働作業の「プロセス」であることは，プログラム開発者らがつねに強調しているところである。

　トラウマナレーションの詳細化の段階で最も重要なことは，トラウマにま

━━━ ❖ 重要ポイント **8** : 子どもの回避への対応 ❖ ━━━

　症例を重ねるにしたがって，どの臨床家も子どもの回避への対応は手慣れて
くるものであるが，初学者は，子どもの反応が通常よくあるものなのか，自分
の対応がまずいために生じているのかわからないため不安を抱くことが多い。
このあたり，ケース進行中のコンサルテーションが重要なゆえんである。TF-
CBT 臨床家がよく使用する回避への対応には次のようなものがある。

① One word

　子どもが口を閉ざしてしまった時に，「その時の気持ちをひとつだけ教えて」
「その時起きたことのうち，話しやすいことをひとつだけ教えて」など，子ども
の負担を軽くして，最初の発語を促す方法である。

②開放系質問

　トラウマナレーションでは，最初は開放系の質問をしていくのだが，5 W の
質問のなかでも，Who/Where/When などの質問は，比較的具体的に答えや
すいものである。もちろん，子どもによっては困難な場合もあるのだが，これ
らの質問のどれかに答えてもらうことによって，話を広げていけることも少な
くない。

③仮定の話

　子どもは話していくうちに，思わず口に出してしまったものの，すぐさま恐
怖を感じて取り消してしまうことがある。たとえば，「〜して，すごく怖かっ
た」と言ったすぐ後に，「うそ，忘れた」などと言う場合である。このような場
合，初学者は子どものことばを真に受けてしまい，「じゃあ，本当はどうだった
の？」のように正面対決してしまうことが多い。ここで臨床家は，記憶に向き
合っている子どもの恐怖や否定的な感情を十分理解する必要がある。子ども
は，体験を話すことに耐えきれなくなって，自分でその記憶と距離を置こうと
しているのである。臨床家は，「すごく怖かったとしたら，その時どんなことを
考えていたんだろうね？」とか，「あなたと同じ体験をした子がいたとして，そ
の子だったらどんな気持ちかな？」のように，記憶と距離を置くことを受け入
れて進めていくとよい。こうすることで，子どもは安心して再びナレーション

を続けていき，そしていつの間にかまた自分の体験として話しはじめるのである。

　子どもは，このあたりの使い分けの天才である。もちろん，子どもが本当に虚偽の話をしているのかどうかは，臨床家がきちんと判断すべきであることは言うまでもない。

つわる子どもの非機能的認知をさわらない（解釈しない）ということである。子どもは，周囲の大人の影響を受けやすいので，周囲の大人の「意向」が加わることで，トラウマナレーションの内容が変わってしまうことがあるからである。詳細化の過程で表出される子どもの気持ちには最大限の共感を示してもよいのだが，たとえば，「ぼくが悪かったから叩かれた」のような非機能的認知が表出された時には，「そんなふうに思ったんだね」と繰り返すにとどめる。共感性の高い臨床家ほど，「あなたが悪かったのではない」とつい口走ってしまうことがあるので要注意である。

7．プロセシング

　TF-CBT の成否を左右する治療要素である。この時，詳細なトラウマナレーションが聴取されていると，プロセシング作業がやりやすくなる。子どもの非機能的認知のありかが，推測しやすくなるからである。子ども虐待症例のように，慢性反復性のトラウマでは，トラウマナレーションはひとつではなく，子どもの非機能的認知も複数になるのだが，プロセシング作業は，全体を通して一括して取り組む必要がある。これは，Cohen 先生が指導のなかで，「バラバラに処理するのではなく，一連のものとして処理するように」と，繰り返し強調していた点でもある。

　プロセシングは，認知行動療法で一般的に使用されるさまざまな技法（ソクラテス式質問，証拠集め，一覧表の活用，心理教育の引用，責任のパイ，ベストフレンド・ロールプレイ，治療者－クライエントロールプレイ，自責と後悔の区別など）を用いて行われる。この段階で，初学者が最も陥りやすい誤りは，せっかく聴取したトラウマナレーションの具体的な場面をほとん

✦ 重要ポイント **9**：定番の２つの質問 ✦

プロセシングが終了したら，親子合同セッションに臨むまでのどこかの時期に，次の２つの質問をし，子どもから回答を得る。子どもの回答を見れば，プロセシングが成功したかどうかが明確にわかるからである。

①このプログラムを受けてわかったことがありますか？

　プログラムを受ける前と変化したところはありますか？

②あなたと同じ体験をした子がいたら何と言ってあげたいですか？

ど引用せずに，一般論で「あなたは本当に悪かったんだろうか？」「そうは思えない」などと議論してしまうことである。これでは，何のために詳細なトラウマナレーションを聴取したのかわからなくなるし，子どもが自ら新しい認知に気づくこともない。

「逃げることもできたのに，逃げなかった私は弱虫だ」とか「もっと強く抵抗しておけばこんなことにはならなかったのに。私のせいだ」などの非機能的認知は，TF-CBT で一般的によく表出されるものであるが，この場合詳細なトラウマナレーションがあれば，「でもこの時あなたの身体はどうなってたんだったっけ？」「こんなにカチカチな身体で逃げることなんてできたかな？」とか「身体がこわばって動けない状態で，どんなふうに抵抗できただろうか？」などと，臨場感あふれるプロセシングが可能になる。

プロセシングの過程で，子どもが適切な認知にたどり着いた時，臨床家は子どもが語った新たな認知をゆっくりはっきりリピートし，本当にそうなのかどうかを検証していく。初学者は，子どもが適切な認知を口走るやいなや，焦って次の作業に移ってしまうことが多いが，これでは新たな認知が子どもに定着する暇がなくなる。また，子どもが体験したトラウマの主要テーマとなるような重要な非機能的認知は，ひとつの技法だけではなく，いくつかの技法を用いて徹底的にプロセシングしていくとよい。公認トレーナーの Hong 先生は，「この時，臨床家は少しだけ意地悪になるとよい」と教えてくれた。

8．実生活内のリマインダーの統制

　トラウマナレーションとプロセシングが順調に終了すると，子どもの PTSD 症状は，全般的にずいぶん軽減する。しかし，それでも実生活のなかで子どもが回避している「無害な」人や場所や物があり，そのことで生活上の支障が出ている場合（例：登校途中に事件の現場があり，その場所を通れないために学校に行けないなど），この要素に取り組む。

　段階的曝露の対象となる刺激は，安全なものであることが不可欠である。時々，回避している人・場所・物が，実際に危険であるにもかかわらず，それに対して段階的に曝露させようとする初学者がいるが，これは適切ではない。たとえば，子ども虐待の加害者である養育者との面会を子どもが「回避」するとして，養育者と会っても平気でいられるように，この治療要素に取り組んでいる場合などである。自分に危害を加えた人物を回避しようとする行動は，きわめて正常なものであり，PTSD 症状としての「回避」とは異なる。かつての加害者である養育者への治療的介入もなしに面会させようとする試みは，子どもへの再トラウマとなる場合もあるだけに，細心の注意が必要になる。

　この治療要素では，子どもと養育者から生活上の多くの情報を聴取した上で，三者で相談しながら作戦を立てていくことになる。実施にあたっては，回避の克服までの速さを目指すのではなく，安全を確認しながら，一歩一歩次の段階に進むことが不可欠であるという治療原理を，丁寧に説明することが重要である。

9．親子合同セッション

　プロセシングが終了した後，養育者と子どもの準備ができた段階で，親子合同セッションがもたれる。このセッションの目標は，子どもの作成したトラウマナレーションを養育者が同席する場で読み上げ，それに対して，養育者が子どもに肯定的な感想を述べることである。こうすることで，子どもはひどい体験をしたけれどもそれを乗り越えた，という実感をもつことができ

るようになる。この作業は，TF-CBTが終了した後の，養育者と子どものコミュニケーションを活性化するための土台となるだけに欠かせないものである。なぜならば，被害体験が養育者と子どもの間で一切触れられないタブーとなっていると，その後子どもが養育者に相談したい出来事が持ち上がったとしても，自由に相談できなくなる恐れがあるからである。

　もちろん，事前の準備は大切である。養育者によっては，警察の事情聴取などで詳細に出来事の内容を聞いている場合もあるのだが，改めて子どもが語った主観的体験を聞くことで，さまざまな未整理の感情がわき出てくることもある。養育者がその出来事を冷静に受け止められるように，事前の養育者セッションで，何回もトラウマナレーションを読み上げて馴化する。その上で，養育者が肯定的な感想を子どもに伝える練習をする。子どもが達成感をもてるような感想の述べ方を，ロールプレイなどを用いながらあらかじめ具体的に実践してみることが必要である。

　一方，子どもからはトラウマナレーションを養育者と共有することの許可を得ておく。このあたりの間合いが，臨床的には個々のケースで配慮が必要となる部分である。最初から養育者と共有することを前提としてしまうと，子どもは出来事についての詳細を語らなくなってしまう場合もあるからである。もし，プロセシングが不足しており，子どもに恥の感情が残っていたりすると，子どもはトラウマナレーションの共有に同意しない場合があるし，もともとの養育者と子ども関係が健全でない場合も同意が得られにくい。

　事前準備を重ねても，養育者がどうしても肯定的な反応を示せない，あるいは，子どもが同意しない場合は，親子合同セッションを設定しない場合もあるということであるが，私たちがこれまで集積した症例では，間接的な親子セッション（養育者と子どもは同席しないが治療者がメッセンジャーになる形で実施，あるいは，養育者にトラウマナレーションを読み上げているセッションを録画し，後でそれを子どもセッションで視聴する形）で実施したケースはあったが，まったく親子合同セッションをスキップしたケースはなかった。

10. 将来の安全と発達の強化

　プログラム終了後の子どもの安全感と健全な発達を強化するための要素である。子どもと養育者の個別セッションで実施する場合もあるし，合同セッションで実施してもよい。通常この要素は，プログラムの終盤で取り組まれるのであるが，実際に現実の危険があるかもしれないケースでは，例外的にプログラムの冒頭で実施する。たとえば，面前 DV のケースで，すでに DV 加害者とは別居しているが，加害者がまた家にやってきて暴力をふるう可能性があるという状況や，いじめ被害のケースで，今はいじめ行為はなく学校も適切に対応しているが，いじめ加害児童は今も同じ学校に在籍しており，偶発的に接触する可能性が高いケースなどである。

　TF-CBT の全体の治療構造のなかで，この要素に配分できるセッション数は限られているため，その子どもに最も必要な内容を選別して実施することになる。安全スキルでは，子どもへの暴力防止プログラムで使用されるような，自分の身を守るためのスキルを学んだり，一般的に危険であるとされている場所や状況について習得したりすることのほかに，子どもの日常の活動範囲の安全マップを作成したりすることが多い。

　実際のケースでは，再び加害者と遭遇しないか，また危害を加えられないか，と不安や恐怖を抱いている子どもは多い。このような場合は，実際に加害者と遭遇する確率はどの程度かを具体的に考えていく。たとえば，「近所のスーパーマーケットで加害者に出会う確率はどの程度だと思う？」と子どもに尋ねてみると，「60％」とか「80％」などと回答する子どもは少なくない。この場合，「これまでそのスーパーマーケットで学校の友達に会ったことは何回ある？」「60％というのは10回行くと 6 回は友達に会ったということになるね？」などと具体的に検討していくと，ほとんどの子どもが，現実的な想定にたどり着くことができる。その上で，それでももし出会ってしまった場合を想定して，具体的にその場面をシミュレーションし，その時どのような行動がとれるか，誰に助けを求めるとよいか，などを考えていく。ただし，子どもが置かれた状況は一人ひとり異なるため，その子どもの状況

TF-CBT では，PTSD 症状への気づきを高めるために，繰り返し子どもの行動を症状の観点から理解する練習をする。しかし，治療後に PTSD 症状が消褪した後は，できるだけ子どもの正常な発達を強化していくことが重要になる。よくある例は，通常の養育者と子どもでもよく認められる葛藤場面で子どもが養育者に反抗的な態度をとった場合，養育者がそれを PTSD の過覚醒症状と捉えたり，子ども同士の対人関係でよく生じる不安感などを子どもがPTSD の再燃と受け止めてしまったりするケースなどである。

このような場合，初学者は，自分が提供した TF-CBT が不十分な結果に終わったのでは？と心配になり，養育者や子どもの訴えをうのみにしてしまうことがあるのだが，ここではしっかりと，トラウマ症状であるのか通常の発達過程で起こりうるものなのかを鑑別することが重要である。そのためには，症状の質を見極め，そのほかの場面でも症状の再燃が認められるかどうかを確認するとよい。

このように，子どもにも養育者にも，PTSD 症状のない新たな生活に順応するためのギアチェンジが必要なのである。

に合わせて最適な方法を考えていかなければならないことは言うまでもない。

また，将来の子どもの発達をサポートするために，「対人間の境界線」を守ることの大切さを習得したり，子ども向けのアサーション・トレーニングを学んだりすることも大切である（野坂・浅野，2016）。さらに，性的虐待や性暴力被害を受けた子どもは，この段階で，「健康な性」について学ぶことになる。

11. 治療の終結とフォローアップ

TF-CBT では，治療の始まりが明確であるのと同様に，最後もしっかりと

区切りをつけて印象深く終結することが大切である。初学者のなかには，TF-CBT が終了したのちも，同じペースでさまざまな相談にのり続け，30 セッションを超えてもだらだら続いているというケースが散見されるが，これは適切ではない。

これまで習得したスキルを復習し（クイズ形式で楽しく実施することが推奨されている），改めて子どもの達成度を確認し，今後の生活でストレスが高まった時に，習得したスキルを用いてどのように対処するかを確認しておくとよい。この時に，出来事の記憶は消えたわけではないので，何かのきっかけでよみがえることがあることを織り込み済みにしておくことが大切である。さらに，記憶が想起されても，習得したスキルを用いて自分を落ち着かせることができたら，それはもう症状とは言えないことも伝えておく。

最終セッションでは，卒業証書や修了証を授与したり，プログラム中同伴していたきょうだいも同席して小さなパーティのようなものを開いたりと，臨床家たちはさまざまな工夫を凝らしている。終結後には，必要に応じてフォローアップセッションや，ブースターセッションが設定される。

Ⅵ　おわりに

TF-CBT は，さまざまな治療要素が絶妙の順序で組み合わさり，ひとつのパッケージとなった，優れた治療プログラムである。プログラム実施に際しては，それぞれのケースにおいて，さまざまな困難が伴う場合がある。しかし，それでも臨床家は，子どもと養育者がプログラムを無事終了できるように，最大限の配慮と努力をするべきである。時々，「どこまでできるかわからないが，やれるところまで実施する」のように，見切り発車で TF-CBT を開始し，何の手当もなされないまま中断しているケースを散見するが，これは，外科手術を始めたものの，傷を開いたままに放り出すようなものである。臨床家としては，途中で中断となる可能性が高い場合は，TF-CBT の適応を慎重に検討すべきであるし，予期せぬ状況の変化で中断となった場合にも，できるだけの配慮をすることが望ましい。

文 献

Cohen, J. A., Mannarino, A. P., & Deblinger, E. (2006). *Treating trauma and traumatic grief in children and adolescents.* Guilford Press.［白川美也子，菱川愛，富永良喜訳（2014）．子どものトラウマと悲嘆の治療．金剛出版］

Cohen, J. A., Mannarino, A. P., & Deblinger, E. (2012). *Trauma-focused CBT for children and adolescents: Treatment applications.* Guilford Press.［亀岡智美，紀平省吾，白川美也子監訳（2015）．子どものためのトラウマフォーカスト認知行動療法．岩崎学術出版社］

Cohen, J. A., Mannarino, A. P., & Deblinger, E. (2017). *Treating trauma and traumatic grief in children and adolescents (2nd ed.).* Guilford Press.

Deblinger, E., Lippmann, J., & Steer, R. (1996). Sexually abused children suffering posttraumatic stress symptoms: Initial treatment outcome findings. *Child Maltreatment,* 1(4), 310-321.

Deblinger, E., Mannarino, A. P., Cohen, J. A., Runyon, M. K., & Steer, R. A. (2011). Trauma-focused Cognitive Behavioral Therapy for children: Impact of the trauma narrative and treatment length. *Depress Anxiety,* 28(1), 67-75. doi:10.1002/da.20744.

Deblinger, E., Pollio, E. & Dorsey., S. (2016). Applying Trauma-Focused Cognitive-Behavioral Therapy in group format. *Child Maltreatment,* 21(1), 59-73. doi: 10.1177/1077559515620668.

Holmes, M. M. (2000). *A terrible thing happened.* Magination Press.［飛鳥井望，亀岡智美監訳／一杉由美訳（2015）こわい目にあったアライグマくん．誠信書房］

岩坂英巳（2012）．困っている子をほめて育てるペアレント・トレーニングガイドブック：活用のポイントと実践例．じほう．

Jessie (1991). *Please tell: A child's story about sexual abuse.* Hazelden Foundation.［飛鳥井望，亀岡智美監訳／一杉由美訳（2015）．ねえ，話してみて！　誠信書房］

Kaplow, J. B., & Pincus, D. (2007). *Samantha Jane's missing smile: A story about coping with the loss of a parent.* Magination Press.［亀岡智美訳（2019）．えがおをわすれたジェーン．誠信書房］

亀岡智美（2016）．こころとからだのケア―こころが傷ついたときのために．平成22年度厚生労働科学研究費補助金（生育疾患克服等次世代育成基盤研究 H20-子ども－一般-006（主任研究者：奥山眞紀子 分担研究「子どものトラウマへの標準的診療に関する研究」第2版．Retrieved from http://www.j-hits.org/child/pdf/1_1kokorotokarada.pdf#zoom=100.

野坂祐子，浅野恭子（2016）．My step（マイステップ）：性被害を受けた子どもと支援者のための心理教育．誠信書房．

Takada, S., Kameoka, S., Okuyama, M., Fujiwara, T., Yagi, J., Iwadare, Y., & Kato, H. (2018). Feasibility and psychometric properties of the UCLA PTSD reaction index for DSM-5 in Japanese youth: A multi-site study. *Asian Journal of Psychiatry,* 33, 93-98. doi:10.1016/j.ajp.2018.03.011.

第5章

トラウマフォーカスト認知行動療法で大切にしたいこと

亀岡 智美

I　TF-CBT の中心的価値

　トラウマとなる出来事は，子どものさまざまな領域において機能障害を引き起こす（表5-1）（Cohen et al., 2017）。まずトラウマによって，自責感や孤立無援感など，自己・他者・状況について非機能的な認知パターンが構築される。子どもが，社会的な交流のなかで起こるあらゆる事象を，このような非機能的認知に基づくメガネを通して捉えるようになると，人への信頼感が損なわれ，人に対して警戒的となり，問題を解決したり友人を作ったりすることがうまくできなくなる。また，トラウマによって惹起される悲しみや不安，恐怖や怒りなど，強い否定的感情に圧倒されて，その感情を自分で制御することが困難になる。さらに，トラウマによって最も重篤な影響を受ける子どもの家族は，往々にして，養育機能が不十分であり，親子の絆やコミュニケーションが脆弱である。このような環境では，当然，トラウマ症状の引き金となるリマインダーをうまく回避することができず，子どもの攻撃的で反抗的な行動問題を制御することは困難になる。さらに，睡眠障害や身体的過覚醒症状が長期に続くと，子どもの身体はいつも緊張している状態にあり，さまざまな身体化症状が出現する。

　これらに対応すべく，トラウマフォーカスト認知行動療法（TF-CBT）では，表5-2に示すように，「CRAFTS」の頭文字で示される要素に価値を置いている（Cohen et al., 2017）。すなわち，構成要素に基づき（Components-Based），

表5-1　トラウマが子どもに与える影響 (Cohen et al., 2017)

- **C**ognitive problems：認知面の問題
- **R**elationship problems：対人関係上の問題
- **A**ffective problems：感情面の問題
- **F**amily problems：家族の問題
- **T**raumatic behavior problems：トラウマによる行動面の問題
- **S**omatic problems：身体面の問題

表5-2　TF-CBT の中心的価値「CRAFTS」(Cohen et al., 2017)

- **C**omponents-Based：構成要素に基づく
- **R**espectful of Cultural Values：文化的価値観を尊重
- **A**daptable and Flexible：適応性と柔軟性
- **F**amily Focused：家族に焦点を当てる
- **T**herapeutic Relationship is Central：治療関係を重要視
- **S**elf-Efficacy is emphasized：自己効力感を高める

子どもと養育者が所属する集団の文化的価値観を尊重した（Respectful of Cultural Values）プログラムである。また，プログラムは，それぞれのケースに柔軟に適応され（Adaptable and Flexible），家族に焦点づけられている（Family Focused）。さらには，治療関係を重要視（Therapeutic Relationship is Central）しており，子どもと養育者の自己効力感を高める（Self-Efficacy is emphasized）ように工夫されている。このように，TF-CBT は，一人ひとりの子どものトラウマに対応する，柔軟な治療プログラムなのである。

Ⅱ　プログラムへの忠実性と柔軟性

　通常の心理治療プログラムは，最初できる限り単純なケースを対象にその効果を確立し，プログラムの成熟とともに複雑なケースにも適用を拡大していく，という発達過程をたどるのが一般的である。そのなかで TF-CBT は，子ども虐待のなかでも複雑化しやすい性的虐待を受けた子どもを対象に発展し，その後に単回性のトラウマにも適用を拡大するという，逆の経路をた

どってきたプログラムである。私はそのことが不思議で，以前 TF-CBT の開発者の 1 人である Deblinger 先生に問うてみたことがある。先生の回答は，「だって，性的虐待で苦しんでいる子どもが私たちの周りにたくさんいたんだもの」というものであった。私には，それが英国の伝説的な登山家マロニーの有名なことばのように聞こえて，驚き感動したことを記憶している（亀岡，2019）。

最近発表された児童青年のトラウマ体験と PTSD に関するシステマティックレビューでは，DSM-Ⅳまたは DSM-5 の A 基準に該当するような出来事を体験した子どもの PTSD 発症率は15.9％であったが，そのなかでも子ども虐待のような対人間トラウマを体験した子どもの PTSD 発症率は25.2％であった（Alisic et al., 2014）。実に 4 人に 1 人が PTSD を発症していることになる。これらのケースに対応するために構築された TF-CBT は，プログラムの構造や治療要素を忠実に守りながら実施することが求められる一方で，子どもの年齢や嗜好・文化的背景などに合わせて創造的に，柔軟に応用することが許されているプログラムでもある。それだけに，TF-CBT には完成形はなく，一人ひとりの子どもに合わせて柔軟に実践することで，つねに変化し進化し続ける「生きたプログラム」であると思う。

だが，柔軟に対応するということと，プログラムの基本を踏襲せずに好き勝手に実践することとはまったく異なる。わが国の重要無形文化財やユネスコの無形文化遺産に指定されている，日本の伝統芸能である歌舞伎においても，基本を学び抜いたのちにそれを破ることは「型破り」として認められているが，そうでなければただの「形無し」になってしまうとされている。TF-CBT の臨床家も肝に銘じておきたいことである。

Ⅲ　TF-CBT を維持するために必要なもの

児童青年期の精神医療や心理臨床に携わる臨床家にとって，最も頻繁に経験するのは，子ども虐待のケースではないだろうか。虐待された子どもにとっては，養育者自身が加害者であったり，加害親を止められなかった無力

な非加害親であったりする場合が多く，主たる養育者への健康なアタッチメントを有していないことが多い。にもかかわらず，これらの子どもは，虐待家族以外にサポートしてくれるリソースに恵まれないことが多いため，そのひどい環境にしがみつかざるをえないことも少なくない。子どもは，このような過酷な逆境環境に適応するために，自分の感情を無視し，自分や他者・世の中への見方をゆがめて，なんとか生きてきたのである。それだけに，「私を守るべき人が私を傷つける」「私がこれまで愛した人は私を捨てる」という非機能的な認知を形成している子どもも多い。

　このような子どもから信頼を獲得しトラウマ治療に導入し，治療を維持しようとすることは，けして容易なことではない。TF-CBT は，トラウマを有する子どもと非加害親のための治療プログラムであるが，臨床家は子どもと非加害親双方の感情に寄り添いながら，誠実性を堅持し，信頼を獲得し，暖かく共感的で，創造的で柔軟な姿勢を示すことが不可欠であると言われている（Cohen et al., 2017）。

　TF-CBT のセッションでは，子どもの恐怖・怒り・回避などが表出される。そしてそれが，逸脱行動や，子どもから臨床家への反抗的な態度や攻撃的行動として顕在化することも少なくない。臨床家は，このような子どものさまざまな感情や行動の源を正確に理解し，個々の子どものトラウマのダイナミクスやトラウマのテーマを洞察しなければならない。臨床家は，全身全霊をかけて治療に臨むのであるが，子どもと臨床家との信頼が構築されると，臨床家が子どものアタッチメント対象になるため，臨床家自身が，子どものトラウマリマインダー（トラウマ記憶を想起させる刺激）になってしまう可能性への配慮も必要である。TF-CBT の開発者らも，これらの複雑な要素を理解し適切に対応することは，TF-CBT の治療要素「PRACTICE」を単純に理解することよりも，はるかに難しいことであるとしている（Cohen et al., 2017）。

Ⅳ　TF-CBT 治療者の旅路

　米国の TF-CBT 公認トレーナーである David Hong 先生が，「治療者とし
ての旅路」として，次のようなことを教えてくれたことがある。「TF-CBT の
最初の10例は，TF-CBT のルールと基本構造を学ぶことに費やす。10〜15例
目でルールや基本構造がわかるようになる。そしてその次は，治療指針に
従って，子どもや養育者の痛みに沿って TF-CBT を実施していくことに焦
点が移っていく」というものである。このことは，私たちの自らの臨床経験
と照らし合わせても，首肯できるものである（亀岡，2019）。

　逆境を生き抜いてきた子どもは，臨床家が真に信頼に足るか，見かけ倒し
なのかを見抜く名人である。彼らが，臨床家をテストするために示すさまざ
まな行動化の本質を見きわめ，それに振り回されず，TF-CBT の基本構造を
手放すことなく治療の枠組みを守ることこそが，TF-CBT の神髄であると言
える。

文　献

Alisic, E., Zalta, A. K., van Wesel, F., Larsen, S. E., Hafstad, G. S., Hassanpour, K., &
　Smid, G. E. (2014). Rates of post-traumatic stress disorder in trauma-exposed children
　and adolescents: Meta-analysis. *British Journal of Psychiatry*, 204, 335–340.
　doi:10.1192/bjp. bp.113.131227.
Cohen, J. A., Mannarino, A. P., & Deblinger, E. (2017). *Treating trauma and traumatic
　grief in children and adolescents (2nd ed.)*. Guilford Press.
亀岡智美 (2019). 子どもの複雑性トラウマをどうとらえるか. 精神療法, 45(3), 375–376.

第Ⅲ部

さまざまな現場における
トラウマフォーカスト認知行動療法
の実践

第*6*章

犯罪被害とトラウマフォーカスト認知行動療法

齋藤　梓・新井 陽子

I　子どもの犯罪被害に対する日本の支援の現状

　暴行や傷害，殺人，強盗，性犯罪，誘拐，交通事件等，犯罪は日々発生している。子どもを対象とした犯罪は，認知件数自体は年々減少しているものの，SNSをきっかけとした性犯罪被害，子どもに裸体の写真を撮ることを強要する自画撮り被害など，新しい形の犯罪も発生している。特に性犯罪は，子ども自身が被害に遭ったことを認識できない，加害者に脅されて親に言うことができない等，大人以上に報告されにくく，表面化されない被害が多数存在する。また，子ども自身が直接被害に遭っておらずとも，家族を交通死亡事件等で失い，遺族となる場合もある。あるいは，殺傷事件や交通事件の目撃者となる場合もある。犯罪は，けして珍しいことや他人事ではない。誰もが被害者や遺族になる可能性が存在する。したがって，犯罪被害者支援領域において，子どもに対する精神的ケア手法を確立することは，重要な課題である。

　現在，犯罪被害者や遺族を支援する機関として，犯罪被害全体としては公益社団法人全国被害者支援ネットワークの加盟団体が，性暴力被害については性犯罪・性暴力被害者のためのワンストップ支援センターが，それぞれ全都道府県に設置されている。

　公益社団法人全国被害者支援ネットワークは，犯罪被害者と被害者家族，遺族が，日本全国いつでも，必要な支援が受けられ，その尊厳や権利が守ら

れる社会の実現を目指す団体である。ネットワークにおいても電話相談を行ってはいるが，実際の支援は主に各加盟団体で行われている。加盟団体では，電話相談や面接相談，事情聴取など刑事手続のために警察や検察庁に行く際の付添支援，および裁判への付添支援，そして必要に応じて，カウンセリングの提供，弁護士や医療機関の紹介などを行っている。

　性犯罪・性暴力被害者のためのワンストップ支援センターは，主に性暴力被害後早期の支援を行っており，医療機関内に設置されている場合もある。電話相談，および産婦人科等医師による心身の治療の紹介，警察に届け出る際の付添支援といった法的支援，カウンセリングの提供等を行っている。

　犯罪被害に対する支援体制は以前に比べると整備されつつあるが，犯罪被害に遭遇した子どもの心のケアについて，上記のセンター内で実施していることは，2020年現在，未だ稀である。また，医療機関やカウンセリング機関でも，犯罪被害に遭遇した子どもの心のケアを受け入れている機関は，都市圏であっても未だ多くはない。

　筆者らは，全国被害者支援ネットワークの加盟団体である，公益社団法人被害者支援都民センターにて，PTSD症状を呈している被害者および複雑性悲嘆の反応を示している遺族に対し，大人には持続エクスポージャー法／PE療法（Prolonged Exposure Therapy）を，遺族には外傷性悲嘆治療プログラム（Traumatic Grief Therapy Program, TGTP）を，子どもにはトラウマフォーカスト認知行動療法（TF-CBT）をと，さまざまなトラウマ焦点化認知行動療法を提供している。本章では，筆者らが犯罪被害者支援のフロントラインで実施しているTF-CBTについて，組織に根付かせていくための工夫や課題，および犯罪被害に遭遇した子どもに実施する際の工夫を述べる。

Ⅱ　公益社団法人被害者支援都民センターの紹介

　公益社団法人被害者支援都民センター（以下，都民センター）は，2000年度に設立された民間の犯罪被害者支援機関であり，2002年度に東京都公安委員会より犯罪被害者等早期援助団体の指定を受けた。早期援助団体とは，被

害者の同意を得た場合に，警察が直接，被害者の氏名や住所，犯罪被害概要等の情報提供を行うことができる団体である。犯罪の被害者や遺族は，被害直後，非常に混乱していることが多い。また，支援機関に被害概要を一から説明することは大きな負担となる。早期援助団体は，被害概要を把握した上で，被害者にこちらから電話をしたりアクセスすることができるため，被害者の負担を減らし，支援につながりやすくすることができる。

　2008年度からは，東京都人権部との協働事業を開始し，犯罪被害者等のための東京都総合相談窓口の設置，精神科医および臨床心理士・公認心理師等によるカウンセリング事業等を行っている。2020年10月現在，支援に携わるスタッフは，犯罪被害専門の相談員である犯罪被害相談員17名（うち公認心理師8名，社会福祉士3名），犯罪被害相談員になる以前の段階である犯罪被害者直接支援員6名であり，平均して1日6〜10名が支援にあたっている。

　支援の対象は，殺人や強盗，性犯罪等の身体犯罪，および交通事件の被害者や遺族である。電話相談，面接相談，あるいは被害者や遺族が警察や裁判所，検察庁など関係機関に行く際の付添支援，遺族の自助グループへの支援，その他広報啓発や各種研修会の実施などを行っている。なお，活動は寄付や助成金などによって成り立っており，支援は無料で提供している。

　相談の年間のべ件数は6,000件弱であり，罪種としては性犯罪が半数を占めている。心理師による面接は年間1,000件程度であり，子どもや養育者からの相談も多い。

　都民センターでは，支援全体のマネジメントや刑事手続に関わる相談，付添支援，他機関との連絡調整などは心理師以外の犯罪被害相談員が担当し，心理師は被害者への精神的ケアを担当している。詳細は後述するが，犯罪被害者支援においては，警察での事情聴取，検察での事情聴取，事件が起訴された場合には刑事裁判の開廷，弁護士とのやり取りと，刑事手続が刻一刻と進んでいく。したがって，まずは刑事手続の支援が重要となる。そのため，心理師は心理師以外の犯罪被害相談員と共同して支援にあたる必要がある。

　心理師の主な業務は，犯罪被害後に被害者に生じた精神的反応（トラウマ反応および悲嘆反応）に関する相談である。原則として，被害前から有する

精神的問題や生育歴に起因する問題は扱うことができない。面接では，被害者の心情の傾聴，アセスメントを行い，心理教育やリラクセーションを実施する。その後，刑事手続の状況を考慮しつつ，アセスメントの結果に基づき，支持的面接あるいはトラウマ焦点化認知行動療法を実施する。

　子どもの支援では，警察からの情報提供の後に養育者から電話相談がある場合や，養育者が自分で調べて電話相談につながる場合がある。まずは犯罪被害相談員が電話相談で養育者の話を聞き，必要に応じて，来所での相談を促す。その後，来所した養育者に対し，犯罪被害相談員と心理師が面接を行い，子どもの相談が必要だと考えられた場合に，子どもと一緒の来所を提案する。

Ⅲ　都民センターに来所する子どもの特徴

　都民センターの相談対象は，上述した身体犯罪および交通事件の被害者や遺族であり，来所する子どもの被害の多くは単回性である。継続した被害であっても，加害者は親族ではなく，近所の人や教師など，見知った他人である場合が多い。ほとんどは，警察に届け出られている被害である。ただし，警察や検察庁での事情聴取がうまくいかない，あるいは証拠不十分であるといった理由から，被害届が受理されない場合や，検察段階で不起訴になる場合もある。

　単回性であるからといって，トラウマ反応が軽度ということはない。都民センターに来所する子どもたちは，PTSD のハイリスク集団である。強制性交等罪や略取・誘拐，強制わいせつ等の深刻な被害は，子どもにとって，強い恐怖や不安を抱く体験である。さらに，警察や検察の事情聴取に答えることや，刑事裁判で証人出廷をするなど，刑事手続による心理的負担も大きい。

　犯罪被害者支援においては，刑事手続の実際的支援を犯罪被害相談員が行い，刑事手続にまつわる子どもの心情の支援を心理師が行うといった役割分担や，刑事手続が終わったのちに必要に応じて TF-CBT を実施するといった，刑事手続と精神的ケアとの兼ね合いへの考慮などの工夫が重要である。

Ⅳ　犯罪被害に遭遇した子どもへの TF-CBT の有用性

　筆者らはこれまで，都民センターにおける，犯罪被害に遭遇した子どもに対する TF-CBT の有用性を公表してきた（齋藤ら，2015; 齋藤，2016）。都民センターでは，2008年度から2014年度において来所した16歳未満の子どものうち，トラウマ反応を示しており，TF-CBT が必要だと判断された11例に対して，TF-CBT を施行した。11例の内訳としては，女児10例，男児１例であり，被害内容は性被害および暴行傷害であった。終了後データのない１例，および継続中１例を除いた９例の，プログラム実施前後の DSM-Ⅳ版 UCLA 心的外傷後ストレス障害インデックスの平均点は，22.33（SD = 11.20）から 6.11（SD = 5.49）と有意（p < 0.001）に改善していた（齋藤，2016）。

　こうしたデータ上でも TF-CBT の有用性は明らかであるが，筆者らは，臨床上の所見からも，犯罪被害に遭遇した子どもに対する TF-CBT の導入は重要であると考えている。

　当然のことながら，都民センターに来所する子どもたちのパーソナリティはさまざまであり，家族関係，家庭環境も多様であるが，多くの子どもが，犯罪被害に遭遇する以前は，友達と遊び，学校を楽しみ，穏やかに生活をしていた。だが犯罪被害に遭遇し，子どもたちの生活は一変する。学校に行くことができなくなった子どもも，家の外を歩く時にひどく怯えるようになった子どももいる。かんしゃくを起こすようになった子どもや，友達と楽しく遊ぶことが難しくなった子どもや，進路を諦めざるをえなくなった子ども，家族と不仲になった子どももいる。子どもたちは世界や他者に恐怖を抱くようになり，また，自分を責めるようになる。そうした子どもたちが，TF-CBT に取り組むなかで，被害に対する恐怖を克服し，自分を責める気持ちが軽減していき，人生を取り戻していく。家族も，TF-CBT にともに取り組むなかで，子どもたちを支えるスキルを身につけていく。犯罪被害に遭遇し，PTSD やトラウマに起因する問題行動が続いている子どもたちに対し，適切な対応が，日本全国どこでも行われるようになることは，非常に重要である

と考えられる。

V　犯罪被害者支援の現場で TF-CBT を実践するために

　犯罪被害者支援の現場で，TF-CBT を提供している機関は未だ数少ない。では，犯罪被害者支援の現場で TF-CBT を実践するため，根付かせていくためには，どのような課題や工夫が必要であろうか。筆者らが行ってきたことを含めて，以下に記す。

1．TF-CBT について組織の理解を得る
　第一に重要な点は，TF-CBT について組織の理解を得ることである。
　TF-CBT を実施する際には，子どもや養育者が待機している部屋が必要である。また，子どもが幼い場合には，心理師が養育者の面接をしている間，子どもを見ている人も必要である。被害者支援センターでは，犯罪被害相談員が子どもを見ていることも多く，組織全体が TF-CBT を理解していることで，安心して面接にあたることが可能になる。
　また，TF-CBT は，事件あるいはその他トラウマ体験についてナレーションを作成する。そのため，関わる人が，子どもに事件を思い出させることに拒否的であると，TF-CBT を実施している期間中に TF-CBT の進行を妨げるような言動をしてしまう可能性がある。犯罪被害者支援では刑事手続が発生するため，被害者支援機関のみならず，弁護士や警察，医療機関等，多機関が連携して支援にあたる必要がある。子どもに関わるすべての機関が TF-CBT に理解があることが望ましく，連携先には丁寧に TF-CBT の有用性や必要性を説明する。その際，自組織の者が皆，TF-CBT を信頼していれば，他機関の理解も得られやすい。
　筆者らが自組織に TF-CBT を導入する際には，いくつかの過程を経た。そもそも筆者らは，「東京都犯罪被害者等支援計画」における都の「総合相談窓口」での精神的支援の一環として，都民センターで PE 療法を提供していた。PE 療法を導入する際には，はじめは，効果が顕著にみられると推測される，

PTSD症状以外の精神症状が少なく，対人関係や事件以前の適応が良好であった事例を対象とした。そして，PE療法を実施することで，被害者のPTSD症状が軽減し，生活が取り戻されていく様子を，犯罪被害相談員にも実感してもらえるように心がけた。同時に，PE療法の治療原理やプログラムの内容について，組織内で研修会を実施した。その後，やや複雑な事例にもPE療法を導入し，事例を積み重ねていくうちに，PE療法への信頼が広がっていくことを感じた。

　TF-CBTの導入も，はじめは慎重に行った。まず，組織内でTF-CBTについて研修を行った。そして1，2例，TF-CBTを実施し，その成果について組織内で共有した。そうして信頼を得ていき，TF-CBTが行いやすいような面接室の整備，面接室内の備品の購入などについても，必要性を丁寧に説明し，その都度犯罪被害相談員と相談しながら進めていくことで，組織全体で子どもの精神的ケアに関わるのだ，という意識をもってもらうよう心がけた。

2．刑事手続とTF-CBTとの兼ね合いを考慮する

　犯罪被害者支援の現場でTF-CBTを実施する際には，組織の理解を得るほかに，刑事手続との兼ね合いを考慮することが求められる。TF-CBTは，警察や検察庁で事情聴取が行われている段階，あるいは裁判で証言をしなければならない段階で行うと被害者への負担が大きすぎる場合があり，導入時期は慎重に検討する必要がある（齋藤ら，2015）。

　都民センターでは，加害者が検挙され，起訴され，刑事裁判が行われる場合には，判決が出て刑事手続が一段落したところで，TF-CBTを導入するようにしている。しかし，加害者が未検挙の場合，あるいはTF-CBTを導入後に加害者が検挙された場合，または子どものトラウマ反応が強く，裁判終了までTF-CBTの導入を待つことで子どもに不利益が生じる場合など，原則とは異なるタイミングでの導入になる場合もある。この場合，いくつかの問題が生じる。

　まず，養育者に関わる問題である。刑事手続における養育者の負担は大きい。警察や検察庁に子どもが行く際には同行し，子どもの様子について養育

者が事情聴取を受けることもある。時には裁判で養育者が証言をする，意見陳述をする場合もある。また，加害者や加害者側の弁護士から示談等の申し入れがあった場合，養育者が対応することになる。弁護士を依頼する際にも，弁護士を探し，依頼を決定するのは養育者である。子どもが被害に遭ったことで，養育者自身も精神的な衝撃を負っているにもかかわらず，弁護士や警察とやり取りをしながら，子どもの様子を注意深く見守り，裁判に向けて準備を進めなければならない。多くの養育者は，刑事手続の間，過負荷の状態に置かれるため，TF-CBT に集中することは困難である。このような場合には，TF-CBT を担当する心理師と，刑事手続にまつわる心情を支える心理師を分け，養育者が TF-CBT のプログラムと刑事手続の心情吐露とを切り替えやすくなるよう配慮する。養育者の動揺が強い時には，刑事手続を支える心理師との面接を臨時に設けるなどし，プログラムと手続双方を乗り越えられるように心がけている。

　次に子ども自身に関わる問題である。年齢にもよるが，犯罪被害は他者に突然人生を破壊されるという出来事であり，かつ，その後トラウマ反応によって自分自身のコントロールができなくなることで，子どもの自尊心は大きく傷つく。したがって，警察に届け出るか否か，加害者からの謝罪を受け取るか否か，意見陳述をするか否か，刑事手続について理解し，意思決定をしていくことも大切である。子どもの意思を尊重することは，子どもの自尊心や自己統制感を高める。子どもが裁判で証言に立たなければならない時も，その前後に説明を丁寧に行い，証言後に子どもの努力をねぎらうことで，自尊心の回復の一助になる場合もある。しかし，たとえどんなに配慮したとしても，やはり事件について詳細に語る事情聴取や実況見分，相手方の弁護士から質問を受ける証人出廷は，子どもにとって大きな精神的な負担となりうる。こうした際に TF-CBT を行うと，過負荷になり，面接がたびたび中断してしまう場合もある。この場合には，無理に TF-CBT を進めるのではなく，一時中断して子どもの刑事手続や裁判への心情を傾聴し，TF-CBT の一部である実生活内での課題練習のみを継続するよう促す，などの工夫をしている。そして，子どもが少し落ち着いた時を見計らって，再度面接を設定

し，プログラムを継続している。

　さらに，TF-CBT は事件の記憶を語る要素があるため，刑事手続前に実施した場合，関係機関から，事件部分のナレーションを刑事手続に使用したいという申し入れが入る恐れがある。米国では，子どもに対して司法面接が導入されているため，TF-CBT を実施する前に子どもの記憶が正確に聞き取られており，こうした問題は起こりにくい。日本でも徐々に司法面接を活用した事情聴取が行われつつあるが，制度の一層の充実が望まれる。

　実際は，TF-CBT では，事件に関する記憶自体は子どもの自発的な語りに任せるため，治療者が誘導して改変を促進することはない。しかし，特に性犯罪被害の場合や，子どもが事件の目撃者である場合は，子どもの陳述が事件を立証する鍵となることも多いので，裁判で問題となる可能性が残る。

　事件部分のナレーションを証拠として提出するよう求められる可能性に対しては，それに備えて，事前に養育者に対して，証拠として使用することができない旨を説明し，「証拠として使用しない」という内容の同意書への署名を求めるなど，予防措置をとっている。第一，プログラム中のナレーションは子どもの主観的な語りであり，事実と細部が異なることもあるため，証拠として耐えうるものではない。また，子どもたちが，安全で守られたプログラムの枠組みのなかだからこそ語ったナレーションを証拠として使用することは，子どもたちの信頼を裏切ることであり，これから来所する子どもたちの安全も脅かすことになり，臨床上大変問題である。こうしたことは，関係機関にもその旨を伝えて理解を得るよう努めている。

Ⅵ　犯罪被害を受けた子どもに対する TF-CBT の工夫

　実際の具体的な手順や工夫を理解いただくためには，架空の事例を取り上げて，その過程を示すことがよりわかりやすいと思われる。以下に典型的な事例（架空のもの）をひとつ取り上げてみる。

1．事例の提示

小学4年生（10歳）の女児が，学校から帰宅途中に見知らぬ男性に声をかけられ，言葉巧みに路地裏に連れていかれ，強制わいせつの被害に遭った。泣きながら帰宅した女児を見て，母親は何か大変なことが起きたと察知し，子どもを落ち着かせつつ，事情を聴いた。その内容に母親は慌て焦りつつも，即座に警察に通報し，警察官の指示に従い，所轄の警察署に女児と共に相談に行った。そこで警察の指示のもと，被害届を提出し帰宅した。

その後，女児は登校を渋るようになり，外出することを避けるようになった。ひとりで眠ることができず，夜は母親にしがみついて眠る。時折，悪夢を見ているようで，泣きながら目を覚ますこともある。母親は，事件当時，女児の帰りがいつもより遅いことに気づいており，「もっと早く自分が探しに行けば娘が被害に遭うことはなかったのに」と自分を責めている。

これらの様子を，担当の警察官に相談したところ，都民センターを紹介され相談するに至った。

その後しばらくして，加害者が逮捕され，起訴されて裁判が行われることとなった。裁判では，司法面接で聴取された証言が，加害者側から証拠として不同意とされたため，女児が証言に立つこととなった。

2．TF-CBT導入前の支援

1）センターへの依頼から初回面接まで

このような事例では，警視庁被害者支援相談室から当センターに支援依頼が入ることが多い。警視庁の担当者から簡単に被害内容を聴き取り，当センターで受任が可能であれば，養育者から当センターにまずは電話で相談いただくように案内する。養育者から電話相談を受けた後，その内容をセンター内で検討し，刑事手続支援と精神的支援の必要性を吟味し，必要に応じて面接相談を案内する。初回の来談は，養育者のみにお越しいただくことが多い。

その理由は，まずは客観的な情報の収集と養育者の状態を確認するためである。心理的な支援をしている支援者はつい精神的な支援，つまりトラウマ

治療等を優先しがちであるが，刑事手続が並行する案件では，まずは刑事手続が優先される。というのも，刑事手続はある種，時間との闘いであり，刑事手続のプロセスは，基本的に後戻りすることができず，その一瞬一瞬で決めていかねばならぬことが多い。そのために当事者の負担はさらに大きくなるので，まずは，刑事手続を乗り越えていくための支援が優先される。

　当センターでは，初回面接では，主に犯罪被害相談員が事件概要を聴き取り，今後の刑事手続の見通しについて確認をする。刑事裁判等が見込まれる場合は，それに必要な支援を組み立てる必要があるからである。同時に，当センターでは養育者にも IES-R（Impact of Event Scale-Revised／改訂出来事インパクト尺度）等のスクリーニングを実施し，養育者のトラウマ反応やストレス度合いを確認している。今後，養育者が刑事手続と子どもの支援にどの程度耐えうるのか，といったアセスメントとして行う。

2）初期の心理教育からアセスメントまで

　犯罪被害相談員の聞き取りの後，心理師が養育者と面接を行い，養育者と被害児の状態について聞き取りを行い，初期の心理教育を実施する。

　初期の心理教育は，「衝撃的な体験の後，子どもも養育者もさまざまなトラウマ反応が生じることは当然のことであるとノーマライズし，時間の経過とともに，その反応は軽減していくこと」を伝える。この「ノーマライズと今後の見通し」は，被害者家族に安心感をもたらす。多くの家族は初めての危機に対して，見通しの立たなさに強い不安を覚えているものである。初回に，今後回復することが可能であること，それを支援する支援者が複数存在することを知ることが非常に重要である。

　2回目以降に，被害児にも来室してもらい，子どもから事件について聴き取りを行う。ただし，この聴き取りは，警察の事情聴取のような詳細を聴き取るものではなく，トラウマ体験を簡単に語ってもらうことにより，子どもがどの程度トラウマ体験を語れるのか，またそのトラウマ体験をどのように理解しているのか，またトラウマ体験後の心身の反応に対して，どのようなことに困っているのかをアセスメントするものである。トラウマ反応に関しては，チェックリストを用いて確認する。アセスメントしながら同時に一般

的な心理教育を実施し，被害児にも「ノーマライズと今後の回復の見通し」ついて説明する。また，当センターに通うことが本人にとってメリットがあることを自然に理解できるよう伝え，今後の来室のためのモチベーションを上げておくことが特に重要である。子どもとの初回時に，可能であれば簡単なリラクセーション方法をひとつ練習しておくのも有用である。子どもは困っているので，簡単なものであれば日常的に自ら使うことが多い。使ってみてうまくいくと，それが自己効力感につながるので，呼吸法や筋弛緩法など，すぐに使えそうなものをひとつ伝えるとよいだろう。

心理師の態度として，「子どもに大変なことが起きた，かわいそう」という姿勢は，子どもに不安を覚えさせるため禁忌である。子どもは大人を審査しており，この大人は自分の恐ろしい体験をちゃんとわかってくれるのか，治療できる人なのかを見きわめようとしている。心理師は，「これまでにたくさんの経験があり，このような事態が起きた時にどのように対処すればいいかきちんと知っている安心できる大人である」ことが伝わるように，落ち着いた対応が求められる。そのためには，当然であるが，トラウマ反応とはどういうものか，子どもにどのように表れるのか，その対処はどうすればいいのかを正しく理解しておくことが重要である。

3）裁判を乗り切るまで

その後，捜査が比較的早く進み，事件が起訴される見込みが高い場合は，TF-CBT の実施は，裁判後まで見合わせることが多い。その理由は前述の通りである。その間は，トラウマ記憶に直接触れることはできる限り避けつつも，日々の生活の中で困っていることなどに焦点を当て，具体的な対処方法を練習する。TF-CBT でいうなれば，PRAC にあたる部分を応用するとよい。ただしこれはあくまでトラウマインフォームドケアの枠組みで実施するものであり，TF-CBT の部分実施ではない。トラウマ体験やトラウマ反応に関する一般的な心理教育を実施し，子ども自身がトラウマ反応に気づけるように働きかける。トラウマ反応に気づけるようになれば，トラウマ反応を誘引するきっかけを探す。きっかけが見つかれば強いトラウマ反応，特にフラッシュバックや解離が起きる前に，リラクセーションを実施できるように

練習し，子ども自身がある程度トラウマ反応に対処できるという自己効力感を高めていけるようにエンパワメントしていく。これができるようになれば，日常生活や裁判出廷で不安が高まった時にも，自分自身で対処できるという自信がもてるようになる。

　裁判を乗り切ることができれば，それ自身が子どもにとって大きな成功体験となる。また，一方でうまく証言できなかったとしても，それほどつらい体験だったということが，裁判官に伝わることになるので，どちらにしても「よく頑張った！」と子どもを褒め，エンパワメントすることができる。

　これらの TF-CBT 導入前の支持的な面接では，子どもの年齢にもよるが親子同室で実施することが比較的多い。養育者に心理師と子どもとのやり取りを観察してもらい，普段の生活における対処をともに学んでもらう機会とするためである。もちろん，必要に応じて親子別室で面接することもあり，臨機応変に対応することが求められる。

　また，当センターでは，心理師は裁判所の付き添いは行わず，犯罪被害相談員が行う。役割分担することによって，複数の支援者が自分を支えてくれている体験そのものが子どもや養育者にとって孤立無援感をやわらげ，回復に役立つことが多い。また，子どもに教えたリラクセーション等を犯罪被害相談員と共有し，現場で一緒に実施できるようにしておくとよい。

　裁判を無事に終えた後，子どものトラウマ反応が改善しているように見えることもあるが，再度アセスメントを実施した上で，TF-CBT を導入することが多い。改めて TF-CBT を導入する際には，これまでの支持的な面接とは一線を画し，再度仕切り直しをして正式に導入することに対し，養育者と本人から同意を得ることが大事である。

3．TF-CBT の導入
1）各セッションでの留意点

　実際に TF-CBT を実施するにあたり，特に気をつけている点がいくつかある。まず，子どもにとって犯罪被害とはわけがわからない事態であり，それにより混乱し，自責感を高めている可能性が非常に高いということに留意

することである。

　初回の被害に特化した心理教育セッションでは，体験した被害について子どもが理解できるように説明することが，その後のトラウマナレーションのプロセシングに大きな影響を与える。また，子どもが体験した被害に，正式名称を与えることも，子どもの自責感を和らげる助けとなる。また，どんな事件であっても悪いのは加害者であることを，心理教育の時点で子どもが納得できなかったとしても，正しく説明しておくことも重要である。

　リラクセーションのセッションでは，子どものトリガー（ひきがね）となるものを同定しておくと役に立つ。類似のニュースやドラマもトリガーになりやすい。また，登下校中の事件の場合は，通学路そのものがトリガーとなるため，登校渋りや不登校になりやすいことも忘れてはならない。リラクセーションスキルを獲得するだけでなく，養育者や学校と連携して，子どもが安心して通える配慮または学校を休ませる配慮が必要となる。

　犯罪被害に遭う時，最も強い感情は，恐怖と不安である。特に子どもの場合は，恐怖が顕著である。処罰感情のような怒りは，恐怖や不安がある程度落ち着いてから感じる感情であり，子どもの場合は，処罰感情をもたない場合も少なくない。処罰感情や怒りはむしろ養育者の感情であることが多い。感情表出と調整のセッションでは，恐怖と不安を忘れずに扱い，その強度も示せるようにしておくとよい。また，被害時に複数の感情を抱いていることや，その後の生活のなかでその体験を振り返った時に生まれる感情も表現できるよう，感情の種類と強度にバラエティをもたせることがトラウマナレーションのセッションで役立つ。

　認知コーピングのセッションでは，事件そのものを扱うことはせず，日常的なシンプルな課題で，認知・感情・行動の仕組みとリフレイミングの練習を行う。子どもの多くは「被害に遭ったのは自分のせいだ」という自責感をもっている。また，養育者に対する心配や不信感などをもっていることもある。このあたりの非機能的認知を修正するためのリフレイミングの準備をしておくとよいだろう。

　犯罪被害のトラウマナレーションは，事件に遭ってから，養育者への開

示，刑事手続などを含むことが多く，長くなりがちである。そのため，詳細化は被害体験のなかのホットスポットと呼ばれる最も恐怖が強い場面を見つけ出し，その時の身体の感覚・感情・認知などを重点的に扱う。プロセシングでは，このホットスポットの後に生まれた非機能的認知を修正していくと，順調に進みやすい。

　実生活内のリマインダー統制のセッションは，実施しないことも少なくないが，本事例のように登下校時の被害の場合，不登校になりやすいため，実生活内の練習が不可欠となる。リラクセーションを活用しながら，段階的な曝露を実施し，成功体験を増やしていくことが登校再開につながる。特に事件現場に近づくと，侵入症状が強くなるため，養育者や学校の協力のもと実生活内の練習を実施することが大切である。

　親子合同セッションは，養育者自身の非機能的修正がされていると，感動的なセッションとなる。子どもが犯罪被害に遭い，子どもを心配して当センターに支援を求める養育者は，基本的に養育者と子どもの関係が安定していることが多い。そのため，養育者は刑事手続に疲弊すると同時に，子どもをこんな目に遭わせてしまったという罪悪感も強い。親子合同セッション前の養育者セッションで，養育者が子どもの回復を支えることができるよう，養育者の罪悪感をプロセシングしつつエンパワメントしておくことが成功の鍵と言える。

　安全教育のセッションでは，再被害の可能性について扱う必要がある。加害者が釈放されていたりまたは未検挙であったり，未成年であったりする場合など，近所に出没する可能性が高く子どもも養育者も再被害の不安は尽きない。そのような場合は，現実的な可能性を数値化したり見える化するなどの工夫を行い，現実以上の過度の不安を抱かせない工夫が必要である。また，管轄の警察に協力を得てパトロールを行ってもらったり，弁護士を通じて誓約書を取り交わすなど，子どもが安心できる環境作りが求められる。しかしながら，場合によっては引っ越しを余儀なくされる場合もある。

2）刑事手続が長引く場合の TF-CBT の実施

　このように TF-CBT の実施は，刑事手続終了後に行われることが望まし

いが，実際には刑事手続が長引き，子どもの苦痛を無駄に長期化させることは倫理的にも発達の側面からも望ましいものとは言えない。このような場合は，担当検事や弁護士とともに，裁判が始まる前にTF-CBTが実施できるかどうかを検討していくことが望ましい。多くの場合，必要な捜査や調書を取り終えた後であれば，TF-CBTが実施可能である。ただし，前述にもあったように裁判では加害者側からプログラムの影響を指摘されることもあるため，それらに対する対策も検討しておく必要がある。また，検察から，トラウマナレーションを証拠として提出するように求められることがある。しかし，トラウマナレーションは子どもの主観的な体験を述べたものであり，裁判における客観的な証拠として耐えうるものではない。それについても検察と事前に話し合っておく必要があるだろう。

3）他機関との連携

一方，睡眠障害など身体的な症状が強い時などは，医療的な介入も必要となる場合がある。当センターは医療機関ではないため，近隣の医療機関を紹介し，受診してもらうことになるが，犯罪被害におけるトラウマ反応について精通している医師を紹介することが，連携をする上で重要である。密に情報交換ができるように，普段から，当センターの支援内容やトラウマ焦点化認知行動療法プログラムなどを紹介し，理解と信頼を深める活動が求められている。

また，学校との連携も重要である。学校や教育機関は犯罪被害に関する経験値が少なく，子どもの状態を実際より軽く見積もる傾向が高い。特に被害発生から数カ月も経つと，もう被害の影響はないものとして考えがちであり，登校渋りが続くと「なまけている，甘えている」といった誤解が生じやすく，指導が入ることもある。このような状況は子どもの安全感を脅かすものとなるため，養育者の同意のもと，子どもの症状や反応，対処方法などをあらかじめ共有する機会を設けることが望ましいだろう。

Ⅶ おわりに

犯罪被害に遭遇した子どもたちは，トラウマ反応を示していることも多い。そうした子どもたちは，TF-CBT を実施することで，トラウマにとらわれることなく人生を歩むことができたり，事件にまつわる悩みを養育者と相談しながら人生を歩むことができたりする可能性がある。犯罪被害に遭遇し，TF-CBT を必要とする子どもたちに，TF-CBT が適切に導入されることは重要なことである。

被害者支援センターやワンストップ支援センターは，無料で支援を提供している。運営は寄付金や助成金で成り立っているが，行政からの助成は決して十分ではなく，一般的には，その経済的基盤は脆弱である。したがって，センター内で日々カウンセリングを提供することは，困難である場合が多い。しかし，週に1日，カウンセリングを提供することは可能かもしれないし，センターと連携して，外部の相談機関や医療機関がカウンセリングを提供することは可能であろう。本章で記した，犯罪被害に遭遇した子どもにTF-CBT を実施していく上での課題や工夫が，そうした場で TF-CBT を実施していく際に役立つことを願っている。

文　献

齋藤梓，新井陽子，鶴田信子，亀岡智美，飛鳥井望 (2015)．被害者支援都民センターにおける子どものトラウマケア．日本社会精神医学会雑誌，24，80-86.
齋藤梓 (2016)．被害者支援の現場におけるトラウマ焦点化認知行動療法の実践とその効果について．児童青年精神医学とその近接領域，57(4)，552-557.

第7章

自然災害とトラウマフォーカスト認知行動療法

八木 淳子

Ⅰ　はじめに

　東日本大震災（2011年）で被災した多くの子どもとその家族のケアに取り組むことは，被災地を内包する岩手県の児童精神科医である筆者にとって必然であったと同時に，きわめて難しい挑戦でもあった（松浦ら，2018）。子どもたちは，未曾有の大災害によって受けた心の傷をどのようにして癒し，回復していけるのか。被害の甚大さに呆然とし，時に不安に圧倒されそうになる日々のさなか，欧米のいくつかの治療ガイドラインにおいて子どものトラウマ治療の第一選択として推奨されている，子どものトラウマに特化した認知行動療法プログラム「トラウマフォーカスト認知行動療法（TF-CBT）」が日本にもたらされた（Cohen et al., 2006）。TF-CBT を被災地の子どもたちのトラウマ治療に導入できたことは，暗闇のなかに射す一筋の光のような希望の糧を私たちに与えてくれた（Kameoka et al., 2015）。本稿では，自然災害によるトラウマについて概観し，東日本大震災後の子どものトラウマケアの一環としての TF-CBT の実践について報告する。

Ⅱ　自然災害によるトラウマの概観

1．単回性トラウマ

「自然災害」は，事故や対人によるものと並んで，トラウマ性の出来事とし

て代表的なもののひとつである。生命を脅かす体験は，神経系を覚醒させて
サバイバル反応（「闘争」「逃走」）を引き起こし，身体的に反応できないほど
極度の脅威に見舞われれば，「凍り付き」反応が起こる。それらはいずれも，
死ぬかもしれないという恐怖に直面している時の，人類に共通する生存反射
機能である。地震や津波，台風，洪水などの激甚災害は，命の危険にさらさ
れる体験を伴えば，トラウマティックストレスを活性化させ，心身のさまざ
まな反応を引き起こす。

　2011年3月11日に発生した東日本大震災・大津波は，現代に生きる誰一人
として経験したことのない「未曾有」の大災害であり，多くの人々が途轍も
なく大きな衝撃を受けた。自然災害による強烈な恐怖体験がもたらす病的状
態は，最も極端で典型的な場合には，急性ストレス障害（ASD）や心的外傷
後ストレス障害（PTSD）に代表されるような，侵入的な再体験，回避，過
覚醒，陰性感情，解離症状，認知の陰性変化などの症状として現れる。これ
らの激烈で顕著な症状は，自然災害の「単回性トラウマ」としてのインパク
トの大きさを反映するものであり，壮絶な光景を前に凍り付く体験は，圧倒
的な無力感を伴うトラウマ記憶となって，被災した人々の心に深い傷を残し
た。

2．中長期のトラウマの実相

　大規模自然災害の発生自体は「単回性」の出来事であるが，災害の規模が
大きければ大きいほど復興過程は長引くことになる。非常事態が日常化し，
ストレスフルな生活が続けば，コミュニティの崩壊や経済的困窮などによ
り，家族機能の弱化，不適切養育，虐待・DV，アルコール問題，不登校やい
じめなど，さまざまなメンタルヘルスに関わる問題が浮上し，遷延する。こ
のような逆境的な環境での生活の影響は，渦中の子どもたちに慢性複雑性の
心理的トラウマとなって重くのしかかることがある。無力感や対人不信が募
り，守られている感覚をもてないまま，情動が暴走し，自分や他者，世界へ
の信頼が揺らぎ，否定的自己観やアタッチメントの障害を招くこともある。
このように，大規模自然災害後の中長期には，単回性のトラウマによる

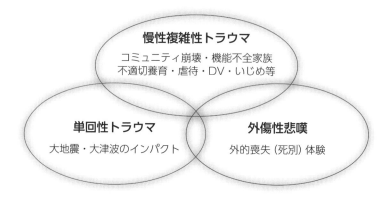

図7-1　東日本大震災におけるトラウマ体験の長期的実相

PTSD症状だけでは説明できない，さまざまな心理的ストレスや生活上の困難を抱え，長期化のなかでそれと気づかれぬまま深刻な慢性複雑性のトラウマ関連症状を示す子どもたち（大人も）がいることを忘れてはならない（図7-1）。

3. 外傷性悲嘆（Traumatic Grief）

　自然災害の猛威は，時に多くの人命を奪い，愛する人を突然，暴力的に奪われたことによるショックと深い悲しみを人々にもたらす。東日本大震災では，1万5千人以上の人が亡くなり，町が壊滅状態に陥った地域も少なくなかった。肉親や親しい人との離別・死別，慣れ親しんだ生活の場の消失，コミュニティの絆の分断，いくつもの喪失体験が重なる大惨事によって，PTSDに代表されるような強烈な恐怖体験へのトラウマ反応・症状のみならず，外傷性悲嘆（複雑性悲嘆）の苦悩を長期間抱えることになった人々も数多く存在した。

　子どもの外傷性悲嘆（Childhood Traumatic Grief, CTG）は，未解決の悲嘆（複雑性悲嘆とほぼ同じ症状）とPTSD症状の両者が複雑に絡み合って現れ，自責感や怒りの感情などが適切に処理されないと，抑うつ状態に陥り，それが長く続く場合がある。外在化された行動上の問題を示さない子どもに

潜む，外傷性悲嘆の問題が見逃されることのないよう心がけたい。

　CTG を抱える子どもには，PTSD と似たような症状が現れる（National Child Traumatic Stress Network, 2005）。侵入的思考，トラウマ的な死に関連する夢や記憶想起，感情麻痺や現実感の喪失，故人の死にまつわる恨みや怒りを含んだ過覚醒症状などであり，特に，故人の思い出が故人の恐ろしい最後を思い出させることに直結してしまうため，思い出を避けようとする傾性（回避）によって，通常なら故人を思い起こしながら行われる「喪の作業」が進まなくなってしまう。また，自分だけが助かったことにより罪悪感にさいなまれる（サバイバーズ・ギルト）こともある。これらによって，PTSD 症状の改善も悲嘆のプロセスの進行も滞り，回復の遅れにつながってしまうのである。

4．あいまいな喪失

　東日本大震災後は，2,500人以上の行方不明者の存在（2020年2月現在2,529人／警察庁）や，放射能汚染による長期の帰宅困難などに関わる「あいまいな喪失」（Boss & Loss, 2000）の問題が未解決のまま続いている。解決のつかない喪失感や矛盾を抱えて生きるほかない人々がいることに思いを馳せ，混沌とした状態に耐えることを尊重する姿勢が支援者や治療者に求められる。「解決に導く」一辺倒に陥らないよう配慮しながら，レジリエンス（復元力・回復力）を引き出すような寄り添いとつながりの維持が大切である。大災害後の治療や支援において，セラピストがこの視点と共感をもってクライアントに向き合えるかどうかは，治療の基礎をなすクライアントとセラピストの信頼関係構築に大きく関わってくることを念頭に置く必要がある。

Ⅲ　大災害後の子どものトラウマケア —— TF-CBT の導入準備

1．アセスメント
1）トラウマ体験と症状
トラウマティックな出来事に遭遇してトラウマ（心の傷）を負うかどうか

は，その出来事の脅威レベルをどの程度と受け取るか，その識別の仕方はあくまでも主観的な体験によるものであり，個人的な認識の違いや感覚，脆弱性の違いによって，外傷性ストレスとして活性化されるか否に依拠する。その主観的な体験と，それに見合うだけの症状の存在を特定することは，より実効性のある治療を展開する上で欠かせない。自然災害の場合，「単回性のトラウマ」という側面にとらわれてしまうと，それ以前のトラウマ体験や死別の問題など，その子どもが最も動揺させられた体験が何であるのかを正確に捉える機会を逸してしまう危険性がある。仮に「東日本大震災で被災した」ということが明らかであっても，その子どもがどのように災害を体験し，何に対して最も苦痛を感じているのか，子どものトラウマ歴を含め，多種網羅的に評価しておくことが肝要である。DSM-5版 UCLA 心的外傷後ストレス障害インデックス（UCLA PTSD Index for DSM-5, UPID-5）などの評価尺度を用いて，子ども自身が自分の体験を確認し，その程度を評価するとともに，治療の対象となる症状のもととなっているインデックストラウマ（症状の原因となっている，治療上第一に扱う必要があると考えられるトラウマ）は何であるか，治療者と共有することが不可欠である。

　特定したインデックストラウマに焦点を絞り，さらにどのような症状がどの程度みられるのか，DSM-5等の診断基準に従って，上述の UPID-5等の質問紙を用いて，その重症度を評価していく。この時，自記式質問紙であっても，子どもと対面で実施することにより，次に述べる災害の規模や特徴，地域特性，子どもの認知特性などについても推し量る機会とすることができる。また，回避が強い子どもの場合は，質問紙に記された結果より，回答する子どもの様子から得られる所見の方が雄弁に子どもの症状の程度を我々に語ってくれることさえある．

　子どもの場合，自分の苦悩を適切に言語化する能力は発達途上にあり，子ども自身の強い訴えが「最も重い症状」を表すとは限らないし，出来事に圧倒され回避や感情麻痺が強いと，周囲には「たいしたことはない」ように見えてしまうことも少なくない。養育者や支援者からの客観的な情報で補完する作業も重要である。

2）災害の規模や特徴を理解する

トラウマは主観的な体験であるとはいえ，その災害がどのような規模でどれだけの被害があったのか，その子どもが体験したであろうトラウマティックな場面はどのようなものであったのか，ある程度客観的な情報を得た上で，子どもの語る曝露体験や症状の程度とすり合わせて理解を深めるようにする。それには，養育者や支援者からの事実関係や時系列の聞き取り，公的機関が発表する災害情報なども有用なリソースになる。災害の規模や特徴について情報をできるだけ正確かつ詳細につかんでおくと，必要十分な心理教育を準備することができ，子どものトラウマの語りのなかに潜む認知の偏りや誤解を，適切に処理していく際の根拠や裏付けとしても役立てることができる。

3）地域特性や文化を尊重する

TF-CBT はそもそも，人種や文化的背景を尊重するフレキシブルな治療法であるが，自然災害のトラウマケアにおいては，被災地の立地や地形（都市部か地方か，沿岸部か内陸部か等），人口規模や文化・慣習，人々の気質など，地域特性に配慮した上で，子どもの語るトラウマ的な出来事の文脈を捉え，症状の意味と程度を評価するよう心がける。

4）子どもの発達特性や併存精神疾患のアセスメント

語彙発達の程度を推し量りながら，発達障害や併存する精神疾患の有無を確認することが TF-CBT 導入前に不可欠であることを，自然災害後のトラウマ治療においても普遍的な要点として念頭に置く。

2．中長期に治療を要する子どもの特徴をつかむ

東日本大震災後の生活環境の変化やストレス状況の長期化のなかで，社会適応上の問題を持続する子どもたちの特徴についてはいくつかの報告がある（Fujiwara et al., 2016; 八木，2019）。①圧倒的なトラウマ体験・喪失体験がある，②発達障害特性（閾下も含め）を有する，③震災前に逆境的な体験をしている，④ PTSD 症状（部分的でも）を有する，⑤転居・転校などでトラウマ体験を共有できない環境に置かれている，⑥家族や養育者がサポートを得

られにくい環境にある（経済的困窮含む），⑦養育者がメンタルヘルス上の問題を抱える，⑧情動コントロール困難（怒り，攻撃性）が顕著，などである。自然災害後の中長期に，これらの要素が複数重なって不適応状態に陥りトラウマ治療を要している子どもたちに対し，TF-CBT を導入する際には，前項のアセスメントのポイントに加えて，転居・転校の有無，再編された学校の状況，地域が受けたトラウマと地域の復興・再生の程度，家族のメンタルヘルスを含めた現在の生活環境，発達特性・認知行動特性，震災前のトラウマ体験などを重点的に丁寧に聞き取ることで，その子どものトラウマ症状が持続する背景を立体的に理解することができる。

Ⅳ　被災した子どもへの TF-CBT の実践──症例提示

　TF-CBT の概要と技法の詳細は第 4 章に譲り，本章では事例を通して，自然災害後の PTSD 症例への TF-CBT，外傷性悲嘆の症例への TF-CBT for CTG について紹介する。両症例とも本人および養育者から書面による同意は得ているが，個人情報保護のため，プライバシーに配慮し，個人の特定につながる細部に一部変更を加えて記載した（八木，2015）。

1．症例A：PTSD 症例への TF-CBT

【対象】幼稚園年中女児

【被災によるトラウマ】津波の目撃，家の流失（全壊），町の壊滅，友達の死

【主訴】登園しぶり，水を怖がる，電気を消すと寝られない，サイレンの音で混乱する，母親から離れない

【家族構成】両親，本児の 3 人家族

1）受診までの経過

　幼稚園年中クラス在籍の 3 月11日，沿岸地域の自宅で母親と過ごしていた時に被災。住んでいた町は壊滅状態，自宅は流失し，一番の仲良しの友達が津波で亡くなった。大地震後の津波発生時，父親に抱っこされて避難する際，大切にしていた「しまじろう」のぬいぐるみを落としてしまう。本児は，

本児を抱きかかえて懸命に坂を駆け上がる父の肩越しに，押し寄せる津波が
しぶきをあげて町を飲み込む様子を目撃していたが，それを語ることはな
かった。

　震災後すぐに沿岸部の別の町へ転居し，1年後には父親の転勤で内陸部に
転居した。新しく入った幼稚園では，被災体験についての他児からの率直な
質問に，母子ともに傷つく日々が続いた。水を怖がり，大好きだったスイミ
ングスクールにも行きたがらなかった。サイレンや避難訓練の音，人の多い
場所では混乱し，大声で泣き叫ぶ。登園しぶりが続き，新しいことに挑戦す
るのを嫌がり，母親から離れられなくなった。口数が減り，就寝時に電気を
消すのを怖がる。「一本松」の絵を繰り返し描き続けていることを家族が心配
し，児童精神科クリニックを受診した。

2）初診時所見

　硬い表情で入室，母親から離れない。母と治療者が次第に打ち解けて話す
のを見届けてから，ようやく言葉を発し，持参したぬいぐるみの名前「ワン
きち」を小声で治療者に教えてくれた。地震・津波については，まったく語
ろうとしなかった。こちらが被災について一般的な質問をしても，まるで聞
こえていないような表情をし，強い回避を認めた。

3）治療経過

　2回目の受診では「せんせい，ありがとう」というメッセージの入った
「奇跡の一本松」（住んでいた地域に近い海岸防災林のうち，たった一本の松
が津波に耐えて残り，この地域の復興の象徴とされた）の絵を，黙って治療
者に手渡した。

　3回目の受診では，楽しい雰囲気を感じながら治療の場に慣れることと，
本児の認知や表現能力のアセスメントを兼ねて，箱庭セットを用いて自由に
遊んでもらう場を設定した。本児は，海を高台から俯瞰するような箱庭を
作った（この時点で，どのような被災体験があったのか，詳細は語られてい
なかった）。

〈ポストトラウマティック・プレイ〉

　東日本大震災後には，幼い子どもたちに「津波ごっこ」や「葬式ごっこ」

などのいわゆる再演遊びがみられるのは珍しいことではなかった。それらは，理解を超えた恐ろしい体験を「遊び」を通して自己のコントロール下に置きながら，恐怖体験にまつわる記憶や感情を消化し，整理して，乗り越えていく作業にほかならない（適応的再演）。しかし，本児のように，トラウマ関連症状のために日常生活が立ちいかなくなってしまっており，震災を象徴するひとつのモチーフに執着して一心不乱に描き続けているような場合，「ポストトラウマティック・プレイ」と見做され，心理的トラウマに対する専門的な介入を要すると考えられる。

4）TF-CBT の導入

アセスメントの結果，津波からの避難（目撃）場面が最もつらい体験であったこと，PTSD 診断基準を満たす再体験（侵入症状），過覚醒，回避，不安・抑うつなどの症状を数か月にわたり認めることから，TF-CBT を導入した。母親自身にもトラウマ関連症状があり，軽度の抑うつ状態であったため，毎回の親セッションの後半に母親自身の苦悩をサポートする時間を設けるよう心がけた。

〈心理教育とストレスマネジメント〉

5歳の本児に理解できるよう，絵や図解による心理教育（津波や地震の発生に関するものを含め）を行った。リラクセーションや感情調節，認知的コーピングのセッションにおいても，絵を描くなど遊びの要素を取り入れ，楽しみながら学べる時間となるよう工夫した（図7-2）。

5）トラウマナレーションの方法の選択

幼い子どもの場合，自己の体験を体系的に言葉だけで表現することは難しい。まして，圧倒的なトラウマ体験を直接的に言葉で表現するのは，大人でも至難の業である。本症例においては，ぬいぐるみや人形を用いた遊びのなかで，「移行対象に自己の体験を話して聞かせる」という手法をとり，絵本にまとめる作業のなかでトラウマナレーションを作り上げていった。治療者と自分だけの「特別の絵本づくり」に生き生きと取り組み，さまざまなアイディアを生み出していった。「パパにあって，あんしんした」「つなみは白かった（水しぶきの色）」「つなみはこわかった」「今は，大丈夫」などと自分

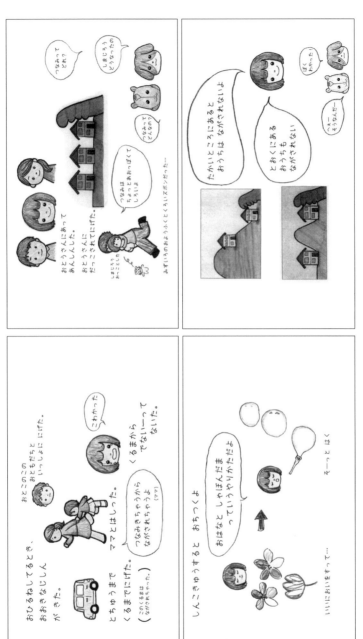

図7-2 絵や図による心理教育を含んだ，絵本づくりによるトラウマナレーションの例

自身の言葉で表現し，断片的だった体験を時系列で整理することができた。心理教育による理解の成果を踏まえ，「津波のメカニズムをぬいぐるみたちに教える」という形で表し，自己のつらい体験を意味のある学びへと変えていった。「大切なしまじろうを落っことしてしまった」ことで抱き続けていた自責の念を，「友達のお母さんが見つけて届けてくれて，また会えた」という記憶の想起によって，肯定的な体験に結びなおすことができた。本児が描きこんだ絵本の最終ページは「みんながいれば，だいじょうぶ」という言葉と仲間の似顔絵で締めくくられた。

6）両親との体験の共有

完成した絵本を両親にお披露目する場を設け（コンジョイント・セッション），緊張しながらも最後まで読み聞かせることができ，両親から「よく頑張ったね」「とてもよくできてるね」と褒められると，恥ずかしそうな笑顔を見せていた。

TF-CBT 終了後，本児はプールや水遊びが可能になり，習い事や幼稚園での行事にも積極的に参加できるまでになった。

〈養育者に対するサポート〉

TF-CBT では，子どものセッションと並行して，養育者に対するさまざまな治療的サポートがなされる。本症例では，子どもの症状についての理解や対処法を具体的に知ることで，母親自身の強い不安が解消されていった。さらに，親セッションの後半に自分自身の苦悩についても話す時間がある，という見通しを母親自身がもてたことで，TF-CBT の治療構造を崩すことなく，子どもの症状理解とサポートに集中することができたと考えられる。トラウマナレーションの過程では，絵本作りの途中経過を家庭で得意げに話して聞かせるわが子の姿を見て，症状が目に見えて改善していく過程を両親がともに実感することができ，そのことが本児の回復を促進する方向に後押ししたと考えられる。

7）TF-CBT 終了後も続く学びの内在化

本児が入学した内陸部の小学校は，坂を上った高台にあった。この通学路を歩くことが，本児に「津波からの避難の場面」を想起させた。一時的に不

安を訴えたものの，TF-CBT で治療者とともに作成した絵本を読み返し，学んだスキルを使いこなすことで，「不安を乗り越え通学を継続できた」と，後日，母親が知らせてくれた。その後，数年が経過した現在も，折に触れて親子でこの絵本を読み返しているという。TF-CBT の治療効果は，このような「学びの内在化」とも言える効果が子どもの成長とともに持続することにも見出される。

2．症例 B：外傷性悲嘆症例への TF-CBT for CTG（Childhood Traumatic Grief）

大震災後のトラウマケアにおいては，喪失に伴う悲嘆を扱う必要があるケースが少なくない。TF-CBT for CTG は，TF-CBT の過程に子どもの悲嘆を扱うコンポーネントを加えたものである。

【対象】高 2 女児（発災時中学 3 年生）

【被災によるトラウマ】津波による両親の死，津波の目撃，家屋全壊・流失，町の壊滅，

【主訴】フラッシュバック，頭痛・腹痛，抑うつ，学校不適応

【家族構成】叔母夫妻と本人，きょうだい 2 人の 5 人家族（本人は寮生活）

1）受診までの経過

被災当時中学 3 年生，卒業式を控え，役員としてその準備に取り組んだ後，帰宅し，ひとりで留守番をしている時に被災。津波で両親が亡くなり，家も流失（全壊）。妹とともに，親戚に引き取られる。

高校に入学後，勉強とアルバイトにがむしゃらに取り組んだ。友達や親戚には弱音を吐かず「両親のことで，泣いたりしない」「迷惑だと思われたくない。普通にちゃんとしていると思われたい」「孤児，被災者という目でみられたくない」との思いがあり，叔母とは折り合いが悪かった。

2 年目，毎日のように授業中のフラッシュバック（津波場面）や身体不調が生じ，不登校となった。養護教諭の勧めで医療機関を受診し抗不安薬を処方されたが，治療を自己中断。3 年目に入り，学校からの熱心な働きかけで児童精神科クリニックを受診。被災から 2 年半後，震災のトラウマ体験によ

うやく向き合い，TF-CBT for CTG を受ける。

2）初診時の所見

仏頂面で警戒的であり，必要最低限の言葉しか語らず，「自分には薬など必要ではなく，受診も不本意だ」と強い口調で訴えた。治療者が「なにはともあれこの場に来てくれたこと」をねぎらい，「あなたに何が起こったか，私にはわからないけれど，薬で症状を消すのではなく，その痛みの出所を探していけるといいね」と伝えると，やや表情が緩み，それまでの苦悩を切々と語り，さめざめと涙を流す場面もみられた。

3）アセスメント

本児が最もつらかった体験は「両親の死」であり，UPID-5の重症度得点37点で，PTSD診断基準を満たすだけの症状を認め，明らかな侵入症状（津波のフラッシュバック，両親が津波にのまれた場面の想像）により，日常生活が障害されていた。抑うつ尺度（BDI-Ⅱ）42点（重症に該当）であり，深い抑うつ状態にあった。外傷性悲嘆の状態にあることを心理教育し，そのことをテーマに治療に取り組むことを共有した。

4）TF-CBT の導入と教育的コンポーネント

TF-CBT について，本人と叔母に説明の上で同意を得て導入した。知的能力が高く，言語による表現や理解が十分に可能であったため，トラウマや津波に関する心理教育（P），リラクセーション（R），感情調整（A），認知コーピング（C）のコンポーネントはテンポよく進められた。

5）トラウマの語りと認知の修正

トラウマナレーションは，本児が語り，セラピストが書き留める，という方法を本児が選択した。本児の紡いだトラウマナレーションは，壮絶な体験の連続とその後の苦悩が語られた，長く重苦しいものであった。その一部を紹介する。

〈トラウマナレーション：認知処理前〉

　逃げた高台の上から，町が津波に飲み込まれていくのを見た。「あのなかにお父さんとお母さんがいるの！」と私は叫んだ。…（中略）…

あの日，家でお昼ご飯を食べているとき，母から電話があって「そこ（家の前）にある車は直してもらったからね」と言われた。このことがずっと耳に残っていた。この前日に，私は卒業式ではくストッキングを買ってもらうために母の車で買い物に連れていってもらった。そしてこの帰りに車から降りた私は，知らずに車のドアを半ドアのままにして，バッテリーがあがってしまった。母がわざわざ電話をくれたのは，「お昼ご飯食べてね」っていうこともあるけど，この日の朝，…（中略）…私が「ごめんね」「お父さん怒ってるかな」と，とても気にしていたのを，母が気遣ってくれたからだと思う。大丈夫だからねって，電話をくれたんだ。

　津波が来て逃げているとき「車がなくて（両親は）大丈夫かな」ってずっと思っていた。この日の朝，両親は歩いて仕事場にいった。…（中略）…私が半ドアにしたせいで，父母は車を使えなかった。なんで自分だけ逃げたんだろう。逃げなければよかった。「お父さんとお母さんが家の前に立っているのを見た」という人がいた。あのまま家にいれば，父と母に遭えたかもしれないのに。そのまま一緒に死んでいればさびしくなかったのかもしれないのに……。

〈認知のプロセシング〉
　心理教育で学んだ内容や，ソクラテス質問などを用いて，本児がこだわっている事柄について，認知処理を行った。

- ●「この地震では，自家用車で逃げた人は全員助かったの？」⇒そうではない。
- ●「歩いて逃げた人だけが亡くなってしまったの？」⇒そうではない。車があっても助からなかったかもしれないし，車があれば助かるという保証はなかった。
- ●「バッテリーをあげるミスをしてしまったのは，これまでにあなただけなの？」⇒誰でもうっかり起こすことのある，ありふれたミス。日常的に起こりうるもの。あの日の前日に，地震が来ると知っていて半

ドアにしたわけじゃない。

- 私の両親は，私が今生きていることを「自分だけ生き残って……」なんて思うだろうか。それどころか，あの日ずっと私や弟たちのことを心配していた。それはメールのやり取りがあったからわかる。きっと「子どもたちは無事でいてほしい。生きてほしい」と望んでいたはずだ。

〈深い悲しみとの直面化〉

上記のような認知処理が進み，自分の落ち度によって両親が亡くなったわけではない，という考えに至ることができて初めて，喪失の悲嘆に素直に向き合うことができるようになる。ナレーション中盤から一部を紹介する。

「両親や亡くなった人は生き残った人を責めたりするのか？」と自問してみて「よりよく生きてほしいと願っているだろう」と思った。あの日『両親が助かっていてくれたら』と私が願ったのと同じように，自分自身も助かってもよかったんだ。だけど私はこのことに気づいてから，「この2年ちゃんと生き抜いてきて，ちょっとは親孝行できてるのかな」っていう思いと，自分を責めることで逃げてきたんだなーって，でも，もう逃げ道がなくなったなーって感じてる。ちょっと苦しい。

両親が死んだのが自分のせいだと思って苦しかった時は，ただただ自分に引きこもって，自分の嫌なところにしか目がいかなかった。そうしていればよかった。でも逃げ道がなくなってからの苦しさは，ひとりになりたくなかったり，さみしかったり，考えたくなかったりする。深い悲しみが，前面に出てきた。

6）悲嘆のコンポーネントを追加する

津波の目撃と両親の死の場面を想像することでの恐怖の感情，それと深く結びついた自責の念（サバイバーズ・ギルト）があまりにも強固であったため，本児は回避する以外に生き延びるすべをもたなかった。TF-CBT という治療の枠組に守られて，段階的に曝露と認知処理が進み，悲嘆感情と向き

合う勇気を得たのである。

　ここで改めて悲嘆の心理教育を行い，喪失を十分に嘆き，故人へのアンビバレントな感情について取り上げる。さらに故人とのポジティブな思い出を心にとどめておくこと，故人との関係の再定義と現在の人間関係を前向きに捉えなおすこと，今後も折に触れて出現するであろう悲嘆感情に対する準備などに取り組んでいく（3つのP，後述）。

　このような過程を経て，最終的に本児が残した数々の言葉は，眩しいほどに「トラウマ後の成長（PTG）」の可能性を示してくれた。

　　自分だけ逃げたって思って苦しんでる人は，「もし逆の立場だったら？」って考えてみて。自分が油断して死んで，親の方が生きたとして，自分は「なんで私を見捨てたの？」なんて思ったりしないよ。私が死んだら親は悲しんでいただろうし，今の私が自分なりの人生を生きることが，親に対して，最大のできること。

7）コンジョイントセッション

　本症例では，被災による恐怖体験と両親を失ったことによる外傷性悲嘆に加え，新たな育ての親となった叔母との葛藤が本児の苦悩を深くしていた。コンジョイントセッションでは，トラウマナレーションのうち，恐怖と喪失に焦点を当てた部分を叔母と共有し，本児の頑張りを叔母が認め，本児も達成感を得ることができた。叔母に対する赤裸々な負の感情や思考はセラピストと共有し，適切に認知処理することによって，本児なりの納得と折り合いを手に入れ，叔母との新たな関係構築に望みをかけるに至った。

8）治療の終結

　治療の終結が悲嘆処理の終了を意味するわけではない。今後も続く「悲哀の仕事」をどのように進めていくか，心の準備をし，治療者とともに考え，将来に備えることで，「悲嘆」を自己のコントロール下に収めていくのである。この時，3つのPについて知っておくことは，子どもの安心につながるとされる。悲嘆感情の訪れ（リマインダー）と必要性を予測（Predict）し，

再び悲嘆感情が湧くことを許し（Permit），適切な対処法を準備する（Prepare）ことで，今後も悲しんだり泣いたりしてもよいのだと保証されるのである。

本症例においては，「結婚式では，お父さんとバージンロードは歩けないな。代わりに叔父さんに頼もうかな」「お母さんとディズニーランドに行く約束，果たせなかったな。もし行ったらいっぱい写真撮って，（仏前に）見せてあげようかな」などと，将来，機会あるごとに押し寄せてくるであろう悲しみを予測し，対処法をあらかじめ用意した。そうすることによって，「またいつか悲しみに圧倒されてしまうかもしれない」という不安を軽減し，「そのたびに悲しくなってもいいんだ」という「許し」を自分自身に与え，悲しみを受け入れつつ前を向いて歩きはじめるに至った。

自身のネガティブな感情を受け入れることは，自己存在をありのまま認めることにつながる。そのような過程を経て子どもたちは悲しみの淵から立ち直り，やがて TF-CBT の強固な治療関係から卒業していくことができるのである。

9）喪失を伴うトラウマ体験の意味付け

最愛の肉親を失ったことに対して「意味付け」をする作業をすることなど，果たして可能なのだろうか。まだ親の庇護や目に見えるアタッチメント対象を必要とする子どもたちが，その喪失体験に意味を見出していくために，どのような手助けをすることができるであろうか。「自分の経験から得た知恵を，同じような立場に置かれて苦悩するほかの子どもに伝え，誰かの役に立つ」ことができた時，子どもは新たな生きる糧を得るのであり，これこそが，心的外傷後成長（PTG）につながるのであろう。

本児はほどなく学校生活に復帰し，「両親を亡くしたことは，やっぱり悲しいこと」という気持ちを抱えながらも，現在の人間関係を大切にしていきたい，という思いとともに新たな希望を胸に進学していった。TF-CBT for CTG の終了後に本児が残した言葉は次のようなものであった。

自分の落ち度で大切な人が死んだって思い込んでる人には，自分の小さいミスで命を落とすような人だったのかな，私の大切な人は，って考えてみて

ほしい。ちゃんと自分で臨機応変にできる人だけど，できなかったか，しな
かったか，それ以上のことが起こってしまったか，ということだと思う。

　私が変われたってことは，周りの人もおばさんも変われる，変わってきて
るってこと。みんな変わっていくんだな，震災をきっかけに変わっていく，
変われるんだな。

V　おわりに

　大規模自然災害による壮絶なトラウマを体験した子どもたちと向き合う
時，治療者もまた，そのあまりの惨事に圧倒されそうになることがある。
TF-CBT のような強力な治療の枠組みは，治療者の心理的不安を軽減し，安
心安全の感覚をもたらす。その構造に守られながら，養育者と共同歩調をと
りつつ，つらい体験をした子どもの回復のプロセスを支えることができるの
である。自然災害が各地で頻発しているわが国において，本治療法を実施で
きる専門職の養成と治療技術の向上が今後の課題である。

文　献

Boss, P., & Loss, A.（2000）. *Learning to live with unresolved grief*. Harvard University
　　Press.

Cohen, J. A., Mannarino, A. P., & Deblinger, E.（2006）. *Treating trauma and traumatic
　　grief in children and adolescents*. Guilford Press.［白川美也子，菱川愛，富永良喜訳
　　（2014）. 子どものトラウマと悲嘆の治療. 金剛出版］

Fujiwara, T., Yagi J., Homma H., Mashiko H., Nagao, K., Okuyama, M., & Great East
　　Japan Earthquake Follow up for Children Study Team（2017）. Symptoms of Post-
　　Traumatic Stress Disorder among young children 2 years after the great east Japan
　　earthquake. *Disaster Medicine and Public Health Preparedness*, 11(2), 207-215.

Kameoka, S., Yagi, J., Arai, Y., Nosaka, S., Saito, A., Miyake, W., Asukai, N.（2015）.
　　Feasibility of trauma-focused cognitive behavioral therapy for traumatized children in
　　Japan: A pilot study. *International Journal of Mental Health Systems*, 9, 26.
　　doi:10.1186/s13033-015-0021-y

松浦直己，八木淳子，桝屋二郎，福地成（2018）. 医療の場面から.（松浦直己，他編）被
　　災地の子どものこころケア―東日本大震災のケースからみる支援の実際. pp.2-59, 中
　　央法規出版.

National Child Traumatic Stress Network（2005）. Childhood traumatic grief working.
　　Group educational materials subcommittee. *The Courage to Remember*. http://www.

nctsn.org/［兵庫県こころのケアセンター訳（2015）. 思い出す勇気 子どもの心的外傷性悲嘆のためのガイド. www.j-hits.org/］

八木淳子（2015）. 東日本大震災津波後の子どものトラウマケアの実践. 社会精神医学会雑誌, 24(1), 72-79.

八木淳子（2019）. 大災害後中長期の子どものトラウマケア—児童精神科医療の立場からみえる現状と展望. 小児の精神と神経, 59(2), 172-183.

第8章

児童相談所における
トラウマフォーカスト認知行動療法

島 ゆみ

I　TF-CBT 実施前の環境づくり──組織としての取り組み

　児童相談所（以下，児相と表記）は，児童福祉法に基づき設置されている相談援助機関である。近年，児童虐待相談等の急増により，児相の役割が専門的な知識および技術を必要とする事例への対応や市町村の後方支援に重点が置かれるようになり，児相で扱うケースは，虐待の程度を考えると家庭からの分離の必要性が高いものが非常に多くなっている。

　虐待対応件数も年々増え，職員は子どもの安全確保のための介入に追われているが，その後のケアにもしっかり手をかけないと，社会的養護のもとにある子どもの安全・安心な生活はきちんと確保できない。大阪府では，虐待などのトラウマ体験のある子どもへのケア体制を構築するために，2012（平成24）年度より兵庫県こころのケアセンターの技術協力を得ながら，TF-CBT の基本理念を組織的に取り入れることとなった。まずは，児相職員のPTSD 症状への理解，アセスメントスキルの向上を目指し，継続的な研修の実施というところからスタートした。児相のアセスメントと施設職員等の行動観察の情報とをつなぎ合わせ，子どもをより深く理解し，回復につなげていくというトラウマインフォームドケア（TIC）の実践を少しずつ重ねてきた。

　そうした経過のなかで，2013年度に大阪府の子ども家庭センター（児相）内に診療所が開設され，医師と児童心理司が連携しながら社会的養護のもと

にある子どもへのトラウマフォーカスト認知行動療法（TF-CBT）を実施することとなった。現在では，府内6センターの各担当者が，トラウマ症状のアセスメントをし，ケースワークの流れ，子どもや児童福祉施設職員，里親等の治療への意欲などを確認した上で，TF-CBTの実施を考えているケースを，全センターの心理司のSVの立場の職員も参加する検討会議にあげるというシステムを構築し，運用している。組織として，そのケースが治療の適用かどうか，子ども，施設職員，里親等，治療者が安心感をもって遂行できるか等を検討した上で，治療を開始することが重要だと考えている。2019年12月現在で修了したケースは23ケースであり，治療前後で症状のアセスメントを行っているが，どのケースでもトラウマ症状の軽減は顕著であり，特に侵入症状は全ケースでかなり減っている。

　また，子どもの回復を支えるには，子どもを取り巻く支援者が同じ方向で連携していく必要がある。2017年度から，トラウマ症状の理解，TICの考え方について，児相職員が児童福祉施設に出向く形の研修を企画し，継続的に実施してきた。講義によりトラウマ症状についての知識，TICの考え方を共有するだけでなく，グループディスカッションの時間も設けることで，生活のなかでの具体的な工夫について児相職員，施設職員ともにアイディアを出し合い，子どもへの支援についてじっくり考えあう場にもしてきている。

Ⅱ　児相における TF-CBT の実践

1．虐待された子どものアセスメント

　児相で出逢う多くの子どもたちは，被虐待体験以外にも多くのトラウマ体験があり，それがあまりに日常的なので，子どもにとっては「いつものこと」と認識され，トラウマ体験の影響により心身に現れた症状は「自分がダメなんだ」という認知につながりやすい。子ども自身は，自分の体験は「被害」であり，今の心身の状態は「被害の影響からくるこころのケガ（PTSD症状）である」ということを知らないので，子ども自身から直接相談があがったり，治療を求めることは非常に少ない。

児相のケースでは，養育者や子どもの PTSD 症状の理解と回復なくして，家族関係の再構築はうまく進みにくいが，子どもたちの PTSD 症状からの回復を目指すには，子ども自身に回復への希望，治療への意欲をもってもらわなければならない。それにはまず，子どもたちの生活のなかで現れている症状を，児相担当者（児童心理司，児童福祉司），養育者（児童福祉施設職員，里親，親等）といった子どもを取り巻く大人が理解していくということが必要になる。子どもたちの多くが，一貫しない養育環境で育ってきたがゆえに，アタッチメントの課題も有しているが，トラウマの視点で子どもの言動を理解し，一貫した関与をしていけるかどうかは，アタッチメントの修復にも影響していくと考えられる。

1）PTSD 症状のアセスメントから治療へ

　そこで，PTSD 症状のアセスメントを行うことが，子どもの回復を目指す第一歩となる。筆者が所属する児相では，DSM-5版 UCLA 心的外傷後ストレス障害インデックス（UCLA PTSD Index for DSM-5，以下 UPID-5）を主に活用している。UPID-5は，まず，子どもと「どんな体験をしたか」について，リストをチェックする形で確認した上で，「どんな症状があるのか」を確認していくもので，その構成により，体験と症状のつながりを子どもと共有しやすい。ここで，担当者が子どもの体験の具体的な状況について聴き，子どもと共有しておくと，後のケア，治療につなげやすくなる。ただ，詳細に聴き込みすぎる必要はなく，負担が過度にならないように十分な配慮が必要である。

　次に症状を確認するが，項目を単に機械的に聴いていくのではなく，個々の子どもの症状を具体的に確認することも重要である。たとえば，侵入症状について「頭のなかのテレビがついて，チャンネルが変えられなくなる」と言う子どももいれば，「怒鳴り声が耳のなかでわんわん聞こえる」と言う子どももいる。ただ，単に〈どんな症状がある？〉などと問いかけても，こうした回答は出てきにくい。子どもは，自分の心身に起こっていることが自分の被虐待体験からくる PTSD 症状であることを知らないし，自分の心身の状態にきちんと目を向けたことすら少ないからである。担当者が PTSD 症状につ

いての知識，経験をもち，子どもが抱えているかもしれない症状を具体的に想定し，例を複数あげながら問うと，子どもも自分の状態を照らし合わせて答えやすくなる。また，具体例を聞くことで，「自分だけではないんだ」という安心感にもつながるようである。

　こうしたステップを踏んで，子どもに心身の状態を話してもらえると，〈それは，あなたの体験からくるこころのケガだよ。ケガだから，手当てをして回復する方法はある〉という回復への道筋を話し合えるようになる。子ども自身が，自分の体験を「被害」と理解し，その体験と今の心身の状態とが結びつくようになると，「症状をなんとかしたい」「自分でコントロールできるようになるかもしれない」と回復に少し前向きになる。

　また，家庭内で虐待を受けてきた多くの子どもは，虐待加害者でもある養育者とともに生活を続けるために，悲しみや怒り，悔しさなどのネガティブな強い感情を抱くことがある。しかし，それを表出しても理解してもらえないというあきらめや，さらなる攻撃を受けるかもしれないという不安，恐れがあることから，そうしたネガティブな感情を麻痺させたり，否認したりすることで，なんとか生き延びてきている。保護され，安全な場所で生活するようになってもなお，そうしたネガティブな感情を表出することへの不安が非常に高いことが多い。また，養育者へのポジティブな感情を抱いている子どもも少なくないが，ネガティブな感情を認めることで，養育者へのポジティブな感情を打ち消すことになるのではないかとか，あるいは，養育者から見捨てられるのではないかという不安が高まることもある。

　そうしたことから，養育者に対する自分の感情に向き合うことが難しい子どもは多い。だが，自分の体験について正しく知り，養育者に対してさまざまな感情を抱くことはよくあることだとノーマライズされることで，自分が抱える養育者へのさまざまな感情に向き合っていく勇気が，少しずつ湧いてくる。

　回復への意欲を支えるのは，担当者が子どもとこころのケガについて共有し，それを抱えながら精一杯生き抜いてきた子どもに敬意を表し，エンパワメントすることで，子どもと治療同盟をしっかりと結ぶことである。また，

担当者と養育者が，子どものこころのケガについての理解を共有することで，養育者が生活のなかで現れる子どもの症状に気づき，「回復へのサポートをしたい」と思えるということも，治療を支える重要な部分である。こうして，治療への動機づけをしっかり固めることで，子どもの主体性も高まり，後に続く治療が筋の通ったものになる。

２）トラウマインフォームドケアで治療の土台を作る

　家庭分離し，子どもが児童福祉施設で集団生活をしていると，感情や行動のコントロールが難しい子ども同士でトラブルになったり，飛び交うことばや音等の刺激に過剰に反応して動揺したりする場面も少なくないが，それに気づかずに養育者である施設職員が，さらなるトラウマのリマインダーになってしまうような対応（例：大きな声で呼ぶ等）を行うと，子どものPTSD症状に関連した言動はエスカレートする危険性が高い。生活のなかでPTSD症状を理解され，適切な対応をされるというトラウマインフォームドケアが回復のスタートであり，そうした生活での関わりを経て，安定化を図ることが治療の土台となる。その土台ができ，子ども自身の治療への意欲が出てくれば，ようやく治療の実施を検討していくことになる。

３）TF-CBT適用の判断ポイント

　TF-CBTの適用の判断をする際には，上記のようなアセスメントができていることに加えて，行動上の問題が日常生活のなかで差し迫った状態ではないことも確認すべき点である。また，治療が終結まで進む間，安全に進められる環境があるかどうかを確認することも必要である。児相のケースは，養育者の動向により，法的対応が急に必要になったり，家庭引取の動き等が出てきて，生活場所の変更が余儀なくされる等ケースワーク上の動きも多々ある。児童福祉司とも連携して，子どものケアに関する方向性を共有し，治療が安全に最後まで実施できるかどうかの見通しを検討しておくことも大事である。

　現状の大阪府子ども家庭センターでは，対象が社会的養護のもとにある子どもであり，TF-CBTに取り組む際の「養育者」は，子どもの親ではなく，児童福祉施設職員，里親などであるため，施設内での治療への理解，里親支

援の担当者との連携など，治療に参加する「養育者」を支える体制をとれているかということも確認し，安定して治療を継続し，生活のなかでもサポートできる体制を丁寧に作ることが治療を支える枠組みとなる。

4）TF-CBTを始めるまでの治療契約

　子どもの動機づけ，治療のための枠組み作りができれば，いよいよTF-CBTが始まる。始まるにあたり，ここで子どもと治療のイメージを共有しておくことが大切である。たとえば，「あなたが体験した怖かったり，つらかったりしたことの記憶はこころの箱のなかにバラバラのまま，ギューッと押し込まれているんだよね。あふれてこないように，見ないですむように，すごく一生懸命その蓋を押さえながら生きてきたんだね。よく，頑張ってきたね。でも，そのために使ってきたエネルギーを，勉強とか，友達付き合いとか，もっと他のことに使えたらよくないかな？　そのためには，こころの箱の中にあるごちゃごちゃしている記憶を，ゆっくりと出して，整理して，お片づけができたら，記憶の入った箱の蓋をギューッと押さえておかなくてもよくなるよ。そうすると，あなたが開けたい時に開けられるし，開けたくない時は置いておける。あなたが選ぶことができるようになるんだよ。だから，こころの箱のお片づけを一緒にやっていこう。施設の先生も応援してくれる。一緒に頑張ろうね」というように説明する。

　この「こころの箱のお片づけ」という治療の目的についてのキーワードを子どもと共有し，そのために治療者も養育者も一緒に頑張っていくのだという共通認識をしっかりもっておくことで，治療を進めるなかで子どもが抵抗を示した時にも，このキーワードを再確認することができる。その際に，子どもの今後の人生をよりよく生きるためという治療の大きな方向性の確認をして，子どもをエンパワメントできるという意味でも，非常に重要なことである。

2．Ｐ：心理教育／ペアレンティングスキル

1）心理教育

児相で出逢う子どもたちは，逆境的環境を生き抜くがゆえの非機能的な認

知を多く抱えている。児相が子どもの安全を守るために家庭分離の判断をしたケースでも「自分が悪いから」「虐待のことを言わなければこんなことにならなかった」と考えている子どもも少なくない。心理教育のセッションのなかで，児相の行政的役割を明確に伝えることから始めるケースもある。「家庭が子どもにとって安全な状況ではないと児相が判断した」から保護したのであり，「親が適切なやり方を見つけられるまで，（児相職員が）親と話し合っていく」という見通しを話しておくのである。

　心理教育での，子どもへの伝え方や表現は，子どもの発達段階，理解度に合わせて柔軟に工夫すべきだが，伝えるべき内容は大きく変わらない。まず，子どもが体験したことの名称（例：身体的虐待等）をきちんと伝え，子どもが自身の体験を「わけのわからないこと」ではなく，「法律でも名称が定義され，『大人はしてはいけない』とされていること」であると知るということがスタートラインになる。その上で，虐待，DVは，①大人のやり方として正しくないものであり，子どもに責任はないこと，②こうした体験をするといろんな気持ちが湧いてきて当然であること（どんな気持ちが起こりやすいかも伝える），③こうした体験をする子どもはあなただけではなく，たくさんいること，④こうした体験をすると，「こころのケガ」の症状が現れてもおかしくはないこと……というような内容を伝えていく。この際，加害者であっても，子どもにとっては大事な親であることについての配慮も重要で，「親がダメ」という伝え方をすると，「そんなことない！」と反動で心理教育の内容をまったく受け入れられないことも起こりうる。親の虐待行動に限定し「『殴るというような親のやり方』は正しくない」というように伝えていくという工夫も必要である。

　また，精神疾患や薬物依存，アルコール依存のある親からのネグレクトや暴力が起こったケースも多く，ここで，精神疾患，薬物やアルコール依存についての心理教育を行い，親の不調については子どもに責任はないことを伝えることもある。ただ，心理教育の時点では，今まで子どもが知らなかった「正しい」情報を提供し，自分の体験を客観的に捉えていく準備をする段階であり，子どもの自責感等はまだ残っていて当然である。また，心理教育

は，治療の全経過を通じて行われるものであり，話し合った内容は，後のトラウマナレーション作成後のプロセシング時に改めて参照することも多い。

PTSD 症状についてもここで詳しく学び，自分の症状への気づきを深めていく。気づきが深まると，対処方法を使う意識も芽生え，実行につながっていく。感情や行動のコントロール不全は「もともともっている自分のダメなところ」ではなく，「こころのケガによる反応であり，対処する方法があり，回復していくもの」だと気づくことは，子ども自身の安心感を高める。

2）ペアレンティングスキル

ペアレンティングのセッションでは，生活のなかでしばしば起こる「行動上の問題」が，「子どもが意図的にしているもの」ではなく，「これまでの逆境的体験を生き延びるために身につけざるをえなかった心身の反応」であることを，施設職員，里親等が理解できるように話し合う。施設職員，里親等に対して，子どもと学んだ内容を伝えて，生活のなかでの症状，そのきっかけを見つけてもらい，必要な対処ができるように支えてもらうことも大切である。児相で出逢う子どもたちは，生育歴の初期から逆境的体験があり，アタッチメント関係の形成に偏りがある場合も多い。その回復のためにも，「困った行動をした時に指摘して指導する」よりも，「困った行動をしなかった時に関心を向け，しっかり褒める」というようなポジティブなペアレンティングの方法を積極的に活用してもらうように，なぜ，そうしたポジティブなペアレンティングが効果的かを説明し，施設職員，里親等と関わり方のプランを立て，実行→検証を行う。

養育者として施設職員が参加している場合，施設のなかでの集団生活のルールと PTSD 症状からくる「逸脱行動」への柔軟な対応とが時にうまく噛み合わず，職員間で一貫した対応が難しいという相談を受けることも多い。その施設で可能な対応や施設内での情報共有の方法をできるだけ具体的に話し合い，実行→検証を繰り返しながら対応を工夫していくことになる。

3．R：リラクセーション

日常のなかにトラウマ体験が入り込んでいるなかで育ってきて，つねに過

覚醒状態であり，「ホッとする」のがどういう状態なのかがよくわからないという子どもも多い。それでも，子ども自身がなんとかしようと対処スキルを講じている場合もある。まずは，子ども自身の対処スキルを聴き取り，なんとかしようと頑張っていることを褒めることは大切である。その上で，これまでの体験のせいで，「身体のなかの警戒アラームがすぐに作動しちゃうし，作動したら，オフになりにくい状態になっている」から，「警戒アラームが，状況に合わせて正しくオン－オフできるように，調整をしていこう」等とリラクセーションに取り組む意義を説明することも，意欲を高めるのに有効なように思う。

　呼吸法や漸進的筋弛緩法などをセッションのなかで練習し，養育者とも共有して，生活のなかでもサポートしてもらう。リラクセーションスキルに楽しいネーミングをし，子どもと合言葉にするのもよい。落ち着くためのスキルを使えている時に，養育者からすかさず褒めてもらうことも重要であるし，「今，ここで」の感覚を取り戻せるように，生活での子どもの感覚を扱うことも重要だろう。子どもがホッとしていそうな状態の時を捉えて，「今ホッとしてる感じだね」とフィードバックし，子ども自身が「ホッとしている」状態を自覚できるように関わってもらうことも効果的である。

4．Ａ：感情表出と調整
　児相で出逢う子どもたちは，虐待の影響だけでなく，発達の過程のなかでの養育者の適切な関わりの乏しさにより，自分の感情状態の認識が困難だったり，表出のスキルが身についていないことも多く，治療，生活を通じて，感情面での育ちを支えるという姿勢も必要である。セッションでは，感情を表すことばを学び，どんな場面でどんな感情になるかを振り返り，ネガティブな感情が高まる場面を特定していく。感情がどれぐらい高まり，どう収まるのかを自己モニタリングするスキルを伸ばすために，「感情の温度計」で測ってみる練習も欠かせない。また，葛藤する感情，麻痺させていたなかに隠されていた感情に目を向けるため，「ハートのワーク」（ひとつの場面で起こる複数の感情をすべて書き出し，自分の心に見立てたハートを塗り分けて

いくワーク）に取り組むことも，自身の複雑な感情状態を客観的に捉えられ，また，後につながるトラウマナレーションのセッションでのトラウマ体験時の複雑な感情状態を表出する土台にもなる。施設入所中の児童が，このワークを通じて，リマインダーに出会った時の感情を捉えることは，セルフコントロールにつなげるために重要である。

　たとえば，父から学習時に失敗を指摘され，殴られていた子どもは，宿題に取り組む途中で「わからない」と感じると，プリントを破ったり，鉛筆を投げたりしていたが，上記のワークを通じて「『できない』と思うと，不安が出てきて，怖くなって，そのうち，イライラしてくる」と気づいた。また，母の支配のもとで幼少期から生活し，感情を麻痺させることで生き抜いてきた子どもは，日常で怒りを感じることは「ない」と話していたが，生活のなかで，施設職員が，子どものわずかな表情の変化を捉え，「こういう時って腹立って当然だよね。私もそうだなあ。あなたは？　今，眉間に皺が寄ってたけど？」等と子どもの感情をすくい取り，ことばに換えることで，子ども自身の感情への気づきも深まり，表出への安心感も高まった。

　生活のなかで，PTSD 症状がゆえに行動上の問題が起こる際でも，養育者が行動に焦点を当てるより先に，子どもの感情をすくいあげ，感情のラベリングをし，フィードバックすることを繰り返すことが有効である。ネガティブな感情であれ大事な感情であること，ことばでの表出が感情のトーンダウンには役立つことを伝え，表出のスキルを伸ばしていくことも重要である。

5．C：認知コーピング

　子どもは，日常のなかで，トラウマ体験の影響による非機能的認知が多く出てきて他者とぶつかったり，他者とうまくつながれなかったりすることが少なくない。このセッションのなかでは，出来事自体を変えることはできないが，それをどう考えるかによって，感情も，行動も変わることを学んでいく。しかし，トラウマ体験を生き抜くために身に沁みついているその子なりの「認知のクセ」がある。そのクセに気づけると，生活のなかでも，そのネガティブな認知だけにこだわらず，別の認知もあるかもしれないというスタ

ンスになりやすくなる。

　たとえば，ある子どもは，周りから見ればいろんなことができている状況
でも，できているところよりもできていないところにばかり目が行き，「俺
なんてまだまだダメだ」という認知になりやすかった。そういった認知のク
セがあること，それはこころのケガのせいであることを，子どもと共有し，
会話のなかでそうした認知が出てきた時は，「『まだまだダメだくん』が出て
きたね」などとネーミングして，合言葉のように確認しあった。そうすると，
自分の非機能的認知が外在化でき，その認知に巻き込まれにくくなった。生
活のなかでも，養育者である施設職員と同じように確認しあうことで，自分
でも「また，『まだまだダメだ』が出てきそうになった」と笑いながら話すよ
うになった。

　こうした認知のクセには，ほかにも「どうせうまくなんていきっこない」
という先のことについてのネガティブな決めつけや，「皆は私のことを嫌っ
ているのに違いない」という白黒思考などがある。そうした子どもの認知の
クセを，担当者が子どもの発言等からすくいあげていくと，子ども自身が自
分のパターンを特定できるようになってくる。

6．T：トラウマナレーションとプロセシング
1）トラウマナレーション（TN）

　児相で TF-CBT に取り組むほとんどの子どもたちは反復性のトラウマ体
験があり，トラウマ体験の種別（身体的虐待，性的虐待等）も複数にわたる。
この場合，子どもが体験したすべての種別を扱うことが望ましいとされてい
る。それぞれの種別のなかで，最もつらい体験，最も印象に残っている体験
を選ぶ。扱うべき体験をピックアップできたら，ひとつずつ話しながら，記
憶をつなぐ作業を行う。TF-CBT では，段階的曝露を行うことが望ましいと
されるので，扱うべき体験が複数ある場合，何から取り組むかは，子どもの
意向を聴きつつも，担当者が選択肢を出すなどしてリードする形で，無理な
く進められるようにサポートしていくことも大切である。

　TN の作業を行う前に，子どもと人生の年表やタイムライン（人生を石や

花を置くなどして図式化するもの）を描いたりしておき，それを参照しながらトラウマ記憶を扱うと，扱った記憶も整理されやすいように思う。また，ここまで取り組んできた構成要素を通じて，生活でのコントロール感を回復し，自信をつけつつある子どもをしっかりエンパワメントしていくことも大切である。それでもここでは，「覚えていない」と言ったり，本当につらかった瞬間（ホットスポット）を外した周辺部分を饒舌に語ったりして，回避が起こることが多い。怖いからこそ，長年こころの箱の奥に押し込んで見えないようにしてきたものなのだから，回避して当然である。担当者は，怖くて立ち止まりそうになる子どもの思いをしっかり受け止め，ノーマライズしながらも，なぜこの作業をしているのかを振り返り，少しずつでいいから前に進むことを支えていく。その時に，治療開始時に共有した治療の目的が活きてくるのである。

　ここでは，子どもが十分トラウマ体験の具体的状況，それに伴う感情，認知，身体感覚を表出できるようにサポートしていく。しっかり聴き，受け止めることで，子どもも勇気を出して話せる。子どもが話したことを，子どもの表現をそのまま使い，それでも，時系列などを考慮し，担当者が「子どもの歴史のよき編集者」となって整えていく。子どもによっては，トラウマ体験についてのTNだけでなく，離婚や再婚などの家族の変化，一時保護，施設入所といった家庭分離に至る経過などを付け加える場合もある。トラウマ体験に向き合い，語ることで脱感作を目指すことも目的のひとつではあるが，子どもが自分の人生をつながりのあるものとして捉え，そこに文脈や意味を見出していくことも大きな目的だと言われている。トラウマ体験は人生を断片化してしまうものであるが，担当者と共に，その断片をつなぎ合わせていくことにより，過去と現在がつながり，そうすることで，未来へと視点を向けていけるように思う。TNを読み返し，「こんなにつながった！」と喜ぶ子どもは少なくない。

2）プロセシング

　TNを詳細化し，家庭での虐待などのトラウマ体験により，子どもが抱えてきた自責感，罪悪感，無力感などのTNのなかに含まれるその子どもの

テーマ（例：「私は何もできない，無力な子で，役に立たない存在だ」「大人はみんな自分を傷つける。信頼なんかできない」等）に気づき，改めて，担当者と一緒に考えなおしていくことで，バランスのよい認知に修正していき，新たな意味を獲得していくことが，この TN に続くプロセシングセッションでの大きな目的である。

　たとえば，「自分が悪いことをしたから，殴られていた」と言う子どもと，「殴られる」ということが起きた責任について考えていくと，「私の責任は80％」などと自責感の大きさを数字で表した。それについて「本当にそうかな？」と，責任の根拠をあげてもらったり，「子どもを殴るというのは身体的虐待に当てはまる」という心理教育の内容を思い出せるようサポートしたりして，子ども自身が「自分が悪いことをしたとしても，それで殴るのは大人のやり方として間違ってる。殴られたのは自分の責任じゃない」という認知に至ることができた。母が薬物依存で心身の調子が不安定で，父から性的虐待を受けていたことを話せなかった子どもは，「母には迷惑をかけてはいけない。だから，自分だけが我慢していればいいんだ」と考えていた。そこで，「親の役割って何だろう」ということを話し合ったり，薬物依存についての心理教育を参照したり，母のできていたこと，できていなかったことを思いつくままあげて整理したりして，「母の世話をするのは，私の役割じゃない」「本当は，親である母が子どものことを気にかけたり，守らないといけないと思うけど，多分，今の母は無理だと思う。だから，しばらくは家に帰らない方がいいと思う」と，母の状態を客観的に捉えるようになった。

　このように，加害をした親，加害はしていないけど守れなかった親など，今は一緒に暮らすことはできない親のことを，ポジティブな面も含めて，「どんな人だったのか？」をこの機会にじっくり考えることが，今後の子どもの人生にも大きく影響すると思われる。精神疾患や依存等についての知識も，ここで改めて見直すことで，親への理解が深まり，家族関係のなかで，自分の体験がどうして起こったのかを理解することに役立つことも多い。

7．C：コンジョイントセッション

　子どもが語ってつなぎ合わせた TN を治療に同伴してくれている施設職員，里親等と共有するセッションでは，施設職員，里親等からのコメントにより，子どもが改めて達成感を実感したり，プロセシングで至った新しい認知を強化してもらう機会となるので，施設職員，里親等のコメントが大きな役割を果たす。そのため，このセッションまでに担当者と施設職員，里親等とで準備が必要である。TN の内容をあらかじめ伝え，施設職員，里親等の率直な感想を聴き，受け止めながら，落ち着いて聞けるように準備することも必要である。施設職員や里親が養育者として参加している場合，TN を共有し，そこで子どもの勇気，頑張りに敬意を表し，今後も子どもが困った時は一緒に考えていくというようなメッセージを伝えてくれることで，お互いの関係がより深まるということも多い。「（施設職員に）わかってもらえるか不安だったけど，真剣に聴いてくれて，『ここまで生き抜いて，強い子だ』って言ってくれて，うれしかった」と言う子どももいた。

8．E：将来の安全と発達の強化

　児相のケースでは，この段階で家族再統合のステップを踏むための安全プランを立てることが多い。治療前は，子どもは非機能的認知のメガネを通して家族関係を見ているなかで，親との面会等への意向を訊かれて，葛藤する感情があってもそれに気づかず，あるいは，表現する術がなく，「会う」と答える場合が少なくない。ただ，それが本心を表せているかは検討の余地が大きいことは，児童福祉領域で働く支援者は頭に置いておきたい。TN を作成し，プロセシングができると，子どもが抱えていた自責感や無力感が払拭され，親について客観的に捉えられるようになり，自身の感情について，葛藤する感情があってもそれを表出することもできる。そこで，ようやく親とどういう距離感で付き合いたいかを現実的に考えていけるように思う。ここで，子どもが親とどう関係を作っていきたいのかを聴き，面会，外出，外泊とステップが進むとしたら，そのひとつひとつで，子どもが安心して進めら

れるには，どんなサポートがあればよいかについて，具体的に場面も想定しながら，安全プランを立てていく。

　また，今の生活のなかで嫌なことをされそうな時に自分を守る方法を学んでおくことも大事である。NO-GO-TELL の具体的な方法を練習してみることもある。誰に，どんなふうに助けを求めればいいかについて思いつきにくい子どもも多く，具体的にどの場面で，誰に，どんなふうに助けを求めるか等についてプランを立てておくことも重要である。その他，性的虐待を受けた思春期以上の子どもには，健康的な性についての心理教育も必要である。性暴力とはまったく違った健康な性的関係があるのだということを学び，適切な親密性をもてるようにサポートする。

Ⅲ　TF-CBT を終了してから

　TF-CBT を終了してからも，児相と子どもとの関わりは続く。治療を通じて学んだことを，その後の生活でも役立てられるように，ケースワークの担当者と治療の担当者が連携して，アフターフォローしていくことも大切である。児童福祉施設に入所しているケースは，治療が終結し，面会等の家族再統合のステップが進むことが多いが，子どもの成長や変化と親の変化とが同じペースで進まない場合も多い。親が面会を無断でキャンセルしたり，子どもに不適切なことばを投げかけたりするような時，TF-CBT のなかでバランスのいい認知にたどり着いても，そうした親の言動によって子どもが揺らぐこともある。

　たとえば，ある子は精神疾患のある母に対して，TF-CBT を通じて，「母はこころの病気のせいでしんどくなっていたのであって，自分のせいじゃない。母の面倒を見るのは子どもの役割じゃない」という新たな認知を見出した。それでも，治療後の数少ない面会の機会に，母が無断で来なかったりすると，不安や心配から，「また，しんどくなった？　私がそばにいたら，見てあげられたのに」という以前の認知に傾きそうになったが，担当者が「本当にそう？」と少し投げかけるだけで，笑いながら「そうじゃないってわかっ

てる。子どもがそこまでやらなくていいっていうのもわかってる。でも，心配なのはあるよね。お母さんがちゃんと自分で治っていかないと……って思うし，今はまだまだなんだなあってわかった」と語り，自責感から母のケアを抱え込もうとするのではなく，子として母の心配をするが，自分は自分の人生も大事にするんだという視点で語れた。このように，家族の言動や情報が子どもに与える影響が大きいことは当然なので，子どもがどう感じているかを逃さず捉え，そのことで以前の認知に傾きそうになる時は，治療のなかで子ども自身がたどり着いた認知に触れ，そこをしっかり再度強化していくことも治療の効果を固めるためには意識したい。

　また，家族のもとには戻らず，自立の道を選ぶ子どももいる。社会に出ていくというのは大きな環境の変化であり，これまでの支援体制からの離別である。そこで必要なのは，自らのストレスマネジメントである。そこで，退所が近づいた時に，心身の状態を自己モニタリングするスキルをしっかり復習する時間をもち，自立した先で援助を求められるところ，その方法等を一緒に確認し，書き出しておくこと等も子どもの助けになる。

Ⅳ　おわりに

　児相で TF-CBT を実施してきて，子どもたちが，「過去の記憶に振り回される自分」から，「気持ちも行動も自分でコントロールできて，自分の人生を大事にできる自分」に変化していく様子が何度もみられた。会った当初は体験を語ることを回避してきた子どもは，支援の経過の末，治療に取り組み，体験を語りきって，治療を卒業する際「聴いてくれてありがとう」と話した。TF-CBT を通じて子どもと関わることは，子どもがひとりで抱え続けてきた荷物を，担当者も一緒に抱えさせてもらうことでもあるのだと，担当者の責任を改めて思い知った瞬間でもあった。また，「今まで自分はダメなやつだと思ってたけど，最後までこのプログラムをやり遂げて，初めて自分を褒めたいと思う」と話してくれた子どももいた。自分の過去と向き合い，圧倒されるばかりだった記憶を乗り越え，新たな意味を見出すことは，子どもに

とって大きな意義があるものだと改めて感じている。

＊文中の事例は実例ではなく，児相でよく出会う事例を組み合わせた架空事例である。

参考文献

浅野恭子，亀岡智美，田中英三郎（2016）．児童相談所における被虐待児へのトラウマインフォームドケア．児童青年精神医学とその近接領域，57(5)，748-757.

Cohen, J. A., Mannarino, A. P., & Deblinger, E. (2006). *Treating trauma and traumatic grief in children and adolescents*. Guilford Press. ［白川美也子，菱川愛，富永良喜訳（2014）．子どものトラウマと悲嘆の治療．金剛出版］

Cohen, J. A., Mannarino, A. P., & Deblinger, E. (2012). *Trauma-focused CBT for children and adolescents: Treatment applications*. Guilford Press. ［亀岡智美，紀平省吾，白川美也子監訳（2015）．子どものためのトラウマフォーカスト認知行動療法．岩崎学術出版社］

Harris, R. H. (2001). *Goodbye Mousie*. Aladdin. ［飛鳥井望，亀岡智美監訳／遠藤智子訳（2015）．さよなら，ねずみちゃん．誠信書房］

Holmes, M. M. (2000). *A terrible thing happened*. Magination Press. ［飛鳥井望，亀岡智美監訳／一杉由美訳（2015）．こわい目にあったアライグマくん．誠信書房］

Jessie (1991). *Please tell: A child's story about sexual abuse*. Hazelden Foundation. ［飛鳥井望，亀岡智美監訳／一杉由美訳（2015）．ねえ，話してみて！　誠信書房］

Kaplow, J. B., & Pincus, D. (2007). *Samantha Jane's missing smile: A story about coping with the loss of a parent*. Magination Press. ［亀岡智美訳（2019）．えがおをわすれたジェーン．誠信書房］

第 *9* 章

児童青年精神科における
トラウマフォーカスト認知行動療法

岩垂 喜貴・牛島 洋景

I　はじめに

　本章では，入院治療を要するような児童を対象にした児童思春期専門の児童青年精神科における視点からのトラウマフォーカスト認知行動療法（TF-CBT）の実践について概説していきたい。このような治療環境下では，トラウマ関連症状が長期化および複雑化した子どもたちに関わることが少なくない。その場合にはあるひとつの治療技法にこだわらず，その環境下で利用できるあらゆる治療資源を柔軟かつ忍耐強く利用し，多職種で治療を進めていくしかないのが現実である。したがって TF-CBT もその効果は強力ではあるものの，数ある資源のなかのひとつとも考えている。本章では架空症例を提示しながら，このような治療構造下でどのように TF-CBT が導入され，治療に利用しているのかを述べていきたい。

II　国立国際医療研究センター国府台病院の治療構造

　筆者らが TF-CBT を実践の場としてきた国府台病院児童精神科では，初診の年齢制限を中学 3 年までとしている。また45床の児童精神科病棟があり，小学高学年から中学 3 年までの前思春期の子どもを中心に入院治療を行っている。公立小中学校の病院内学級が併設されており，1 年前後の長期入院をする児童が多い。

入院治療構造としては，①個人精神療法，②集団精神療法（コミュニティ・ミーティング，ニーズに応じたグループなど），③薬物療法など，④家族への介入（親ガイダンス，心理教育プログラムなど），⑤身体的治療（摂食障害の栄養療法など），⑥義務教育の担保（病院内学級での教育活動，原籍校との連携など），が行われている。それに加え，子どもの安全を守るための行動制限等を行える物理的な構造（個室など）も，大切な入院治療構造と言える。そして，ソフト・ハード両面の入院環境そのものが治療的であり，当科での入院治療は，その環境下で前思春期の子どもの仲間集団形成とその活動を支えているという特徴がある。これはさまざまな理由で他者との信頼関係や安心感をもちにくい子どもたちを抱えるための環境と言ってよい。

Ⅲ　児童精神科病棟に入院治療が必要となる子どもたちについて

疾患によらず児童精神科において，子どもが入院の適応となる代表的な理由は，①生命の危機が予想される場合（逼迫した自殺念慮や自殺企図がある場合や他者への攻撃性が高まっている場合），②社会的損失が無視できないほど増大している場合（引きこもりや不登校などが遷延化しているなど）である（齊藤，2006）。このような症状を子どもが呈する場合，単回のトラウマではなく，成育歴のなかで複数回のトラウマや逆境体験に曝露されていることが多い。

小児期にトラウマに曝露された場合，その症状が ADHD 様症状，衝動性の悪化や感情調整の問題などの，発達障害類似の症状となって現れることはよく知られている（van der Kolk, 2015; 杉山，2016）。したがって，我々が個々の症例に臨床の場で出会った時点で，どこまでが発達障害由来の症状なのかどうかを見きわめることは困難である。実際は治療経過のなかで判断するしかないものの，その境界は不鮮明であることが多く，診断の上で判断に迷うことが多い。

加えて子どもの場合，トラウマ曝露後の症状は他者との健康なアタッチメ

ント関係が存在する場合に予後良好である（Allen, 2012）。それは健康なアタッチメント形成によって育まれる安心感や安全感が，トラウマ曝露後の症状回復にとって何よりも重要だからであろう。しかし生物学的要因から，幼少期から養育者とのアタッチメント関係形成に困難を抱えやすい発達障害児にとって，トラウマ曝露後に症状が遷延化および複雑化することは少なくない。そしてその後の経過のなかで社会的に孤立していき，新たなトラウマに曝露される頻度も高くなる。また他者との関係性により困難を抱えやすくなり，症状の悪循環が生まれる。そして圧倒的に自己否定的となる。このような場合において，より症状が重篤化し必然的に入院治療が必要となることが少なくない。

Ⅳ　当院での TF-CBT 実施体制およびその周辺の治療環境

　児童精神科における入院治療は，言うまでもなく多職種によるチーム医療である。TF-CBT の実践者はトレーニングを受けた医師や心理師であるが，入院治療にはそれ以外の医師や心理師，看護師や作業療法士，精神保健福祉士，院内分校教師を初めとしたさまざまな業種によって治療が支えられている。

　亀岡（2018）らは，トラウマに曝露された子どもたちの治療について，「過去のトラウマから派生してきた問題の末端に位置する心身の疾患や社会不適応，さらには，行動上の問題のみに目を向けて対応するアプローチは有効ではなく，その人のトラウマ歴とトラウマ症状の関連を知り，トラウマがその人の人生にどのような役割を演じているかを明らかにした上で，ケアを提供するアプローチが求められるようになった」と述べている。これはトラウマについての理解を，TF-CBT の実践者だけではなく，治療構造全体に組み込むことを示しているのは言うまでもない。そうすることで入院治療の対象となる子どもが，さまざまな職種から，トラウマの視点からの治療的援助を享受することができるだけでなく，入院環境のなかで再トラウマを体験することを予防することもできる。

　そのために国立国際医療研究センター国府台病院では，TF-CBT の施行者

であるスタッフが病棟スタッフ内で「トラウマ関連症状への病態理解」に関するレクチャーをし，病棟内で定期的に行われる症例検討会において，トラウマの観点からの症例の病態理解（みたて）を伝えていくことを心がけている。そうすることで治療構造全体が，トラウマという視点から子どもたちを捉えることが徐々にできるようになってきたと思う。

　またTF-CBTを実施するにあたっては，治療者間でその適応の有無をカンファレンスしてから施行することにしている。実施例については，養育者および当人の同意を得てすべてのセッションで録画および録音を行っている。各TF-CBT治療者がその記録を振り返り，セッションごとに30分程度のピア・ミーティングを行っている。当事者の同意が得られた症例では，個人情報に充分配慮した上で，外部のTF-CBT治療者たちとの症例検討会なども年に数回行っている。

　以下架空症例をもとにしながら実際の例を示す。

Ⅴ　症例提示

1．症例A（女児）の生育歴と受診まで

　正期産で出生。周産期に特記すべき事項はなかったが，父親から母親への家庭内暴力があった。Aの生後数カ月で両親は離婚した。その後の言語・運動発達に特筆すべき事項は認めなかったが，独歩後より多動が目立つようになった。3歳で保育園に入園後，衝動行為（順番を待てず他児を押してしまうなど）があった。朝食を食べずに登園することや，衣服が不衛生であることなどからネグレクトも疑われ，役所の子育て支援センターを始めとした関係各機関から介入を受けていた。小学校1年時に母親は再婚し，中学生である異母兄（B）との4人暮らしとなった。

　就学後は授業中の立ち歩きや不注意な様子が目立った。担任教師や母親から叱責されることもしばしばであった。小学校2年生の秋頃より同居するBから性被害を受けるようになった。しかしBからは「誰かにこのことを話すと家族がバラバラになってひどいことになる」と脅しや・暴力を受けていた

ため，Aは誰にもその事実を言うことができなかった。小学5年生頃から同世代他児からのいじめを受けるようになった。後日判明したことであるが，この時期にBからの初回の強制性交があった。またこの頃から「自分なんて何をやってもダメだ」「どうせ私なんか」などといった，自身を卑下するような投げやりな発言も目立つようになった。同時期より手首をリストカットするようになった。

　当初は，Aのリストカットはいじめが原因によるものと両親は考えていた。しかしAは小学校担任教師にBからの性被害を伝えた。教師は児童相談所へ通告し，その後異父兄であるBは性加害の事実を認めた。事実発覚後Aは児童相談所の一時保護所へ入所となった。Bは別の児童相談所での一時保護を経て施設入所となった。結局両親は離婚し，母親が本児を引き取る形でAは児童相談所の一時保護所から母親のもとに帰ることになった。母親はその後抑うつ感が高まり近医精神科クリニックに通院するようになったが，症状に大きな改善はなかった。

　中学入学後，Aはややテンションが高い様子で学校生活に適応していた。リストカットも軽減していた。しかしAの親友が性被害を学校中に広める事件があった。Aはこの1人の親友にだけ自分の被害体験を話していた。以降抑うつ感，不眠が出現し，Aは不登校となった。リストカットは再燃し，首や大腿内側などもカッターで切り刻むようになった。そのため近医精神科を受診した。精神科治療では，あえてAの被害には触れない方針として薬物治療を開始し，夜間の入眠困難など一部分の症状は改善した。中学2年生になり不登校は持続していた。同時期の夏休みからAは夜間徘徊が多くなり，同時に虞犯行為（飲酒，喫煙，無断外泊，性逸脱行為）が止まらなくなった。イライラした様子も増加し，投げやりな発言も多くなった。自室で電気コードを巻いて縊首未遂があり，秋に当院児童精神科外来を受診した。当科受診時，Aは前髪を長く伸ばし目がほとんど見えず身体を固く強直させ，視線はほとんど合わない状態であった。

2．症例Aのみたて

DSM-5版 UCLA 心的外傷後ストレス障害インデックス（UCLA PTSD Index for DSM-5, UPID-5）（Takada et al., 2018）では総得点54点という結果で，PTSD の診断に該当した。Aの具体的な症状を DSM-5の PTSD 診断の各症状に沿って述べると，以下の通りである。

本児は（初診の時点では，その詳細は語られなかったものの）性被害体験の侵入症状や，悪夢を頻回に見ることを肯定し，その際には身体を激しく緊張させていた（B症状）。性被害の記憶の詳細や悪夢については語ることができず，被害について考えていることを避けていた（C症状）。抑うつ状態が持続し，自身に対しての否定的認知（「自分は死んだ方がよい。生きていく価値がない」など）を周囲の人に話すことが多かった（D症状）。刺激に敏感で少しの物音にも身体を硬直させていた。夜間も不眠が持続し中途覚醒が非常に多かった。絶えずイライラし，自己破壊的行動（売春・自傷行為など）があった（E症状）。このB〜E症状は，ほかの医学的診断によるものでなく，1カ月間以上連続して出現し，社会生活を大きく破綻させていた。

母親は生活に余裕がなく，Aの乳幼児期からの家庭環境は不安定であったと言わざるをえない。また成育歴から，Aには注意欠如多動性障害（ADHD）としての特性も背景にはあったものと考えられる。しかしながら，前述したようにAの不安定な成育環境から考えると，本児の多動や衝動性といった症状のどこからが，本児の生物学的特性なのかは境界不鮮明であるとも言える。いずれにしろ就学後にAの多動・衝動性を中心とする ADHD 特性はより一層顕著となり，集団生活での失敗体験も重なり，自尊心も低下していった。そのような環境下で本児は性被害にあってしまった。

Aは被害体験を他者（担任教師）に伝えることでなんとか生き延びる。しかしBがAに対して伝えていた「これを誰かに話したら家族がバラバラになる」という言葉は，Bの単なる脅しであったがAの観点からはまったく誤った認知ではあるものの，その通りになってしまった。Aの性被害を知った母親も抑うつ状態となり，精神科通院を開始している。これらの事実はAの罪

悪感を強めさせていったが，Ａは過剰適応気味に中学での適応を目指していた。しかし同世代集団における挫折体験を契機にしてＡの症状（再体験症状，情動調整障害，抑うつ，自身に対しての否定的認知・自己破壊的行動・睡眠障害など）はとどまることなく噴出し，切迫した自殺念慮や自殺企図まで呈するようになっていった。

3．症例Ａのその後の経過（入院治療）

　Ａは外来には定期的に通院するものの，まったく言葉を発せず硬直するのみの状態が続いていた。外来主治医からＡと母親に対して，トラウマ反応および性被害の一般的な心理教育を行ったものの，Ａは無言のままであった。外来開始後も，Ａの自殺企図は切迫したままであったため，児童精神科病棟への入院（医療保護入院個室）を母親同意のもと行った。

　入院後のＡはベッドの上で体育座りのまま頭を抱えながら身体を硬直させ，身体を小刻みに震わせていた。自ら横になってリラックスする態勢を拒否しているかのようであった。自室の部屋の電気を消すことを極端に嫌がった。主治医や看護師が「ここは安全な場所であるから，しっかり身体を休めてほしい」と話しても，首を横に振ったままその体勢を維持していた。拒食や自己誘発嘔吐もあり体重低下も顕著になっていった。また額から出血する程に強く壁に頭を打ち続ける行為が頻回になったため，行動制限下での治療を開始した。同時期から経管栄養も開始した。経管栄養も激しく拒否し，胃チューブを何度も自己抜去した。しかし，そのたびごとに治療スタッフはＡに対して「あなたにちゃんと元気になってほしい。生きてほしい」というメッセージを，言語的にも非言語的にも伝えていった。Ａは入浴および着替えも拒否する傾向にあったが，「清潔にすることは自分を大切にするのに大事なこと，そうする価値があなたにはある」というメッセージを伝えながら，時として暴れる本児を複数人のスタッフで対応し，入浴や着替えを行った。その際には再トラウマとならないように，穏やかな対応をチーム全体で心がけていった。

　入院を担当した主治医は毎日Ａと構造化した面接を行った。Ａは当初は言

語的な関わりがほとんどできなかったため，オセロやトランプなどのゲーム
を個室内で定期的に行った。このような関わりを継続的に行っていくなかで
徐々にAの症状は和らいでいった。女性の担当看護師は夜間，震えながら
座っているAへ温かいお茶を差し出し一緒に飲みながら，手や足などのマッ
サージを行っていた。

　並行して，トラウマ反応や性被害の心理教育も行っていった。入院中の心
理教育はAの「今，ここで」生じている症状についてその都度，振り返るこ
とができたため，外来時よりもAの理解は進んでいくように思われた。たと
えば背後から男性の声がした場合や，Bがよく着ていたスポーツメーカーの
ジャージを見た時に，今また性被害を受けているかのようなフラッシュバッ
クが生じやすくなることが，主治医との振り返りのなかで明らかになって
いった。フラッシュバックが起きた際には温かい飲み物を看護師と一緒に飲
んだり，手のひらをマッサージしてもらうといくらか症状が和らぐことも，
主治医や看護師との振り返りのなかでAも気づくことができた。そしてそれ
はその都度，病棟スタッフ全体のAに対する共通対応となっていった。

　日常生活の中での出来事に対する，感情についての振り返りも，個室の中
で行われた。当初，Aは自身の感情についてはまったく興味がないように思
われた。感情についての一般的な心理教育を行った後においても，「ふつう」
「まあまあ」というような言葉でしか自身の感情を表現できなかった。しか
し各スタッフが「それは〜という気持ちだったのかも」「〜ということだった
のかもよ」というように，感情や考えの照り返しを行っていった。

　また日常で何かつまずきがあると，それをきっかけとして思考が極端にな
り，「私にはまったく価値がない」「価値がないから死んだ方がよい」という
パターンになりやすいことも，主治医との面接から明らかにされた。

　その際には日頃のカンファレンスで，「Aがどのようにトラウマを感じて
いるか」や「現在の症状や彼女の認知にどのような影響を与えているか」を，
スタッフ全体で議論し共有するように心がけたことが役立った。この過程を
数カ月から数年単位で続けることで，Aは徐々に感情表出をするようになっ
ていき，語彙の幅も広がり，感情の強弱も述べるようになっていった。この

ような作業は行動制限下のなかで約1年半程続いた。そのなかでAは徐々に食事をとり体重減少も軽快していった。また身体の清潔も保つようになっていった。

　Aの母親は抑うつ的であり，面会においても無表情でエネルギーがない様子が目立った。またフラッシュバックを突如として起こすAについても，なすすべもなく困惑している様子があった。主治医からはその都度，トラウマ症状に対しての具体的な心理教育と病棟でのAへの対応を母へ伝えていった。その際には母親の無力感や罪悪感を刺激しないように，充分にエンパワーメントしながら伝えたのは言うまでもない。Aに対しての接し方を具体的に母親に指導してから，主治医はAと母親の面接の場にも立ち会った。入院後半にはAがフラッシュバックを起こした際には肩をさすったりするなど母の情緒的な対応は増えていった。

　しかし一方で，Aはしばしば「私が家族をバラバラにしてしまった」などの否定的認知とともに情動不安定となることも稀ではなかった。それでも表面的な症状は徐々に落ち着いていった。入院期間は約2年に及んだが，入院後半では児童精神科病棟の行事に参加し，院内分校で授業を受けるようにもなっていった。その後，通信制高校への進学を決めてAは退院した。「自分の未来について，ちょっと考えてもよいかなと思えるようになった」というのがAの退院前の面接で述べた言葉であった。

4．入院治療の考察

　本症例ではADHD・摂食障害・気分障害・PTSDなど，複雑な病態を示していた。Aは，ADHDに伴う多動性，衝動性のために，失敗体験を多く経験し，さらには異母兄からの性被害という大きな外傷体験に見舞われたことにより，基本的な安全感は決定的に崩壊した。加えて母親の抑うつ感の高まりや精神科受診といった一連の経過は，Aの自責感を高めるばかりではなく，Aの不安や恐怖といったネガティブな感情状態を抱え支える環境，つまりはアタッチメント形成に必要な安全基地を完全に奪ったと言ってよい。

　一般的にトラウマの治療の原則というのは，図9-1の通りに進むと言われ

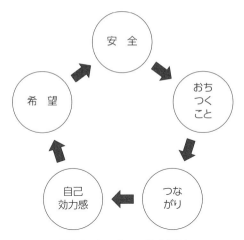

図9-1 トラウマの治療原則
(Foa et al.／飛鳥井望監訳『PTSD 治療ガイドライン』より)

ている（Foa et al., 2004）が，まず本症例ではその基盤にあるアタッチメント
の部分で困難をきたしていることは明らかであろう。また，治療的な関わり
を持っていくなかで，発達障害の特性ゆえに治療の流れを分断されやすかっ
たとも考えられる。それは，記憶が断片化しやすく，他者とのつながり，過
去と現在のつながりももちにくいからである。過去のよいところ，駄目な部
分のよいところ，よい部分の駄目なところは斉一性をもって体験しにくく，
トラウマ曝露による非機能的認知が固定しやすくなり，圧倒的に自己否定的
となる。加えて，生物学的な特性から衝動コントロールや情動調整が不得手
であり，アタッチメント形成を行うにあたっても，周囲に信号を出すといった
対人希求性を発揮しにくい。ゆえにトラウマ曝露後の治癒過程においても困
難を伴うことが多く，いつまでも安心感や安全感が生じにくい状態となる。
　先にも述べたように，児童精神科の入院病棟はそういった子どもを抱える
ための機能がいくつか整備されていることで，Aのような症例に対応しうる
のであるが，Aのような多彩で重篤な症状は，これら子どもを抱える治療構
造をも破壊しかねないことを知っておかなくてはならない。人同士のつなが
りが分断されスタッフが分裂し，治療構造がもつ機能も低下し，構造自体が

破壊されていってしまうのである。であるがゆえに治療構造自体にレジリエンスをもたせる必要があり，そのためにもトラウマの視点からの病態理解と症状把握が必要になる。その理解が加わったことによって治療構造自体の治療の器が広がり，Aを抱えることができたと思われる。そして，入院治療でなし得たことこそが，アタッチメントと自己調節能力の涵養であったのではなかろうか。

5. 入院後から TF-CBT 導入まで

Aは退院後に通信制高校に通学を始めた。当初はなんとか適応していたが，しばらくすると現実のなかで些細なつまずき（友人関係や勉強・部活での失敗など）があると，強い自己否定が始まり情動を制御することが困難となることが頻発した。そういった状態になるとフラッシュバックが生じる頻度も増えた。フラッシュバックが生じた際には，リラクセーションやグラウンディング（白川，2016）などを駆使したり，箱に詰めた主治医や看護師からの手紙，自身の入院中のベッドネームプレートなどを見返して，心を落ち着かせていた。しかしそれでも症状が軽快しない場合も多く，そんな場合には「やっぱり私はダメなのだ」「自分には価値がない」という認知から希死念慮へとつながっていくことを，Aは外来面接の場で話した。実際に強い希死念慮から過量服薬に至ることもあった。

それでも徐々にではあるが，外来面接のなかで症状の経過を主治医と振り返ることにより，なんとかAは感情調整ができるようになり，行動化の幅も小さくなっていった。しかしAの否定的認知は強く残存し，日常生活に大きく影響を与えている状態であった。母親の抑うつ状態が改善し本人を充分にサポートできる状態であると考えられたこともあり，TF-CBT の施行を主治医は決断し，母親および本人へのガイダンスの後 TF-CBT を施行することになった。

6. TF-CBT の実際

長い経過のなかで TF-CBT の初期のコンポーネント（前述した，①心理教

育，②ペアレンティングスキル，③リラクセーション，④感情の表現と調整，⑤認知対処と認知処理）を主治医と取り組んできたこともあり，Aのセッションはスムーズに進んでいった。セッションへの遅刻や欠席などもまったくなかった。しかしトラウマナレーションを始める際に突然，セッションを欠席しアルバイトに行ってしまうということがあった。また初回のナラティブセッションの際には，Aの身体全身に蕁麻疹が生じることもあった。母親はそのような彼女をやさしく諭しながらも通院へと誘導してくれていた。

1）母親面接について

母親もAと同様に強い罪悪感を抱いていた。「ちゃんとAを守ってあげられなかった」「自分が再婚をしなければこんなことにはならなかった」「Aが幼少期にちゃんと世話をしてあげられなかった」と涙を流しながら話した。経済的な苦労がありながらも，ADHD特性をもったAを母親ひとりで育ててきたことの苦労を，治療者は充分にねぎらった。そして最終的にAを守るために離婚を決断し，治療につなげてきてくれた（入院も決断してくれた）のは母親本人であることなどを，ソクラテス式質問（堀越・野村，2012; 堀越，2014）を使いながら導いていった。

経過のなかで母親は徐々に自信をもつようになり，Aへのボディタッチも増えていったことが印象的であった。

2）プロセシングのなかで取り扱われたこと

Aは「自分が家族をバラバラにしてしまった」「自分が母親の具合を悪くさせてしまった」という非常に強固な認知があった。家族をバラバラにした責任の何％がAにあるのかを聞くと，Aは80％と答えた。「責任のパイ」などを用いながらこの部分の認知を少しずつ修正していき，最終的には10％までその割合は減少した。

3）コンジョイントセッション

Aが自身の性被害について開示したことは，非常に勇気が必要なことで誇りをもってほしいということが母親から伝えられた。

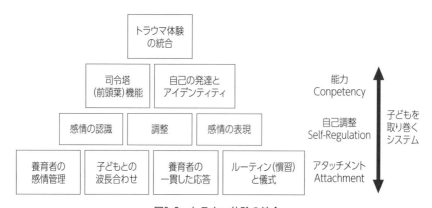

図9-2　トラウマ体験の統合
(Blaustein & Kinniburgh／伊東ゆたか監訳『実践　子どもと思春期のトラウマ治療』より)

7．TF-CBT 施行後のＡの経過について

　TF-CBT 施行後に，Ａの非機能的認知が急激に変化したというわけではなかった。以前と同じく日常生活の些細なことがきっかけで抑うつ的となり，リストカットなどとして行動化することもあった。しかし，自身の非機能的認知とそのパターンを自身で振り返ることができるようになり，行動化の頻度は減少していった。

　またそれまでの母親は，どこかＡに引け目を感じて会話も少ない様子があったものの，母親とＡの関係性は TF-CBT 施行前と比べて良好になっている様子が明らかであった。Ａはそれまでよりもより自然に母親に甘える様子も多くなってきているようにも思われた。

Ⅵ　おわりに

　児童思春期の専門病棟を有する診療科での TF-CBT の実際について架空症例をもとにして本稿を記した。架空症例ではあるが，実際このような症例は臨床でよく目にするものであろう。このような症例を，TF-CBT をはじめとする専門的な治療に導入する場合には，いかにしてその土台の部分，つま

り前述した「アタッチメント形成」と「情動調整」といったものを治療構造に組み込んでいくかが，治療の鍵になると思われる。本稿ではその部分を中心に記した。児童精神科での入院治療は，この部分を多職種で集約的にかつ安全に行える点において有効な手段である。

　そして本稿で示したような症例の場合には，TF-CBT を施行したことで治療が終わりではない。その後も本児の治療は，治療者が変わっても続いていくだろうと思われる。それはAの自分に対する否定的認知（それは自らの存在意義に対する疑問と言っていいかもしれない）が非常に根強く横たわっているからである。しかし TF-CBT は治療者とAとの間に共通言語を与え，母親とAとの関係性を大きく変えた。それはこれからの治療に対してのきわめて有効な力（武器）となっていくだろうと思われる。

　過去に TF-CBT を受けたある男児は TF-CBT のことを振り返り，「ドラえもんの秘密道具をいろいろもらった気がする」と述べた。私は TF-CBT はそういったものだと考えている。のび太くんに，それまでの母親や父親，そして他者とのアタッチメント形成があって初めて，ドラえもんの秘密道具が役立つものになるのである。そしてのび太くんはいつか，ドラえもんやドラえもんの秘密道具を必要としなくなり，大人になっていくのである。

文　献

Allen, J. G. (2012). *Restoring mentalizing in attachment relationships: Treating trauma with plain old therapy.* American Psychiatric Publishing.［上地雄一郎，神谷真由美訳 (2017). 愛着関係とメンタライジングによるトラウマ治療—素朴で古い療法のすすめ. 北大路書房］

Blaustein, M. E. & Kinniburgh, M. K. (2010). *Treating traumatic stress in children and adolescents: How to foster resilience through attachment, self-regulation, and competency.* The Guilford Press.［伊東ゆたか監訳 (2018). 実践 子どもと思春期のトラウマ治療—レジリエンスを育てるアタッチメント・調整・能力（ARC）の枠組み. 岩崎学術出版社］

Foa, E. B., Keane, T. M., & Friedman, M. J. (2004). *Effective Treatments for PTSD: Practice Guidelines from the International Society for Traumatic Stress Studies.* The Guilford Press.［飛鳥井望，石井朝子，西園文訳 (2005). PTSD 治療ガイドライン—エビデンスに基づいた治療戦略. 金剛出版）

堀越勝 (2014). トラウマを扱う前に身に付けておくべき臨床作法. 精神科治療学, 29, 653-658.

堀越勝，野村俊明 (2012). 精神療法の基本—支持から認知行動療法まで. 医学書院.

亀岡智美（2018）．トラウマインフォームドケアーその歴史的展望．精神神経学雑誌, 120,
173-185.

齊藤万比古（2006）．不登校の児童・思春期精神医学．金剛出版．

白川美也子（2016）．赤ずきんとオオカミのトラウマ・ケアー自分を愛する力を取り戻す
「心理教育」の本．アスクヒューマンケア．

杉山登志郎（2016）．自閉症の精神病理．*The Japanese Journal of Autistic Spectrum*, 13,
5-13.

Takada, S., Kameoka, S., Okuyama, M., Fujiwara, T., Yagi, J., Iwadare, Y., Honma, H.,
Mashiko, H., Nagao, K., Fujibayashi, T., Asano, Y., Yamamoto, S., Tomoko, O., Kato, H.
(2018). Feasibility and psychometric properties of the UCLA PTSD reaction index for
DSM-5 in Japanese youth: A multi-site study. *Asian Journal of Psychiatry*, 33:93-98.
doi:10.1016/j. ajp.2018.03.011..

van der Kolk, B. A. (2005). Developmental trauma disorder. *Psychiatric Annals*, 35,
401-408. doi:10.3928/00485713-200-06

第10章
小児精神保健科における
トラウマフォーカスト認知行動療法

小平 雅基・齋藤 真樹子

I　はじめに

　児童期のトラウマ関連障害に対するトラウマフォーカスト認知行動療法 (TF-CBT) の効果は複数報告されており，米国子どものトラウマティックストレス・ネットワークにおいても児童期のトラウマ治療の代表的な心理療法としてあげられている（National Child Traumatic Stress Network, ホームページ）。国内でも亀岡らがその効果検証を実施しており（Kameoka et al., 2015），児童精神科臨床において，トラウマ関連障害の児童に対してこの心理治療プログラムを提供していくことは，きわめて重要な作業と言える。

　しかし一方で，効果の実証研究的には「有効である」と評価された心理・精神療法が，実際の臨床現場においては全国に均てん化されていかなかった事例は少なくない。おそらく特定の心理・精神療法技術が均てん化していくには，学術的にその技術の有効性が実証されていることに加え，実際に臨床の現場で，それをどう実践するのかというシステム的な方法論も必要なのだろうと考えている。今回，一般の臨床機関である当クリニックにおける TF-CBT の実践を報告し，一臨床機関で TF-CBT を実践する意義と今後の展望について述べたいと考える。

Ⅱ　愛育クリニックの沿革と小児精神保健科の概要

　経済不況に加え社会情勢が悪化し，現在の厚生労働省や保健所も設置され
ていない状況下であったが，子どもや母親の保健に関する科学的な研究や実
際の応用を目指した愛育調査会が1934（昭和9）年に設置された。愛育調査
会の事業を発展させ，児童および母性の養護・教育に関する総合的研究を行
うため，昭和13年に「愛育研究所」が開設され，臨床部門として「愛育医院」
が開院された。

　医療部門に関しては，1949（昭和24）年に「愛育病院」と改称し，1980（昭
和55）年に愛育病院を含む総合母子保健センターが設置され，1999（平成11）
年からは東京都から総合周産期母子医療センターの指定も受けている。小児
精神保健科は平成25年に開設された。2015（平成27）年からは，医療部門が
芝浦地区の愛育病院と，南麻布地区の愛育クリニックに分かれ，現在に至っ
ている。

　研究部門に関しては，1964（昭和39）年に「日本総合愛育研究所」と改称
し，1986（昭和61）年には日本総合愛育研究所内に「愛育相談所」が開設さ
れた。1997（平成9）年に「日本総合愛育研究所」から「日本子ども家庭総
合研究所」に改称され運営が続けられたが，2015（平成27）年3月に廃止と
なり同年4月より一部事業を継続した形で「愛育研究所」になっている。「愛
育相談所」はその経過のなかで一貫して医療分門とは独立した研究所内の心
理相談部門として運営されてきた。

　小児精神保健科は上記のような経緯で平成25年から開設され，2015（平成
27）年からは小児精神保健科の医師が愛育相談所の運営にも関与するように
なった。今回議論する TF-CBT の実践については愛育クリニックと愛育相
談所の両者で運営しており，TF-CBT 導入までの診察および評価と TF-CBT
実施中および終了後の医学的な診療は精神科外来における保険診療にて行
い，TF-CBT 自体の実践は自費による心理相談部門という形にしている。そ
のような環境であるため一般の精神科クリニックに比べると多少とも心理療

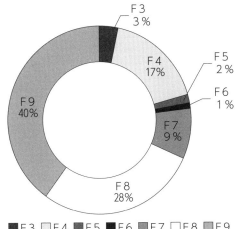

F 3：うつ病を中心とした「気分障害」の群，F 4：不安症や強迫症，あるいはトラウマ関連障害など
を中心とした「神経症性障害」の群，F 5：摂食障害を中心とした「生理的障害及び身体的要因に関
連した行動症候群」の群，F 6：パーソナリティ障害を中心とした「成人の人格及び行動の障害」の
群，F 7：「知的障害（精神遅滞）」の群，F 8：学習障害や自閉症などを中心とした「心理的発達の障
害」の群，F 9：多動症やチック症，あるいは遺尿遺糞症などからなる「小児期及び青年期に通常発
症する行動及び情緒の障害」の群

図10-1　2019年初診患者の主診断分類（ICD-10分類）

法を実施しやすい環境と言えるが，公的機関ではないので運営にあたっては
その経営収支が問われてくる状況にはある。

　愛育クリニック小児精神保健科の2019年の新患患者数は363人で，F分類
による主診断は図10-1のようになっており，基本的にはF8およびF9分
類が中心である。またクリニックで児童専門病棟はないので，臨床的に切迫
した重症例の引き受けも難しいと言える。よって基本的にはTF-CBTの候
補となりうる対象者はけして多いとは言えず，一般的な児童精神科臨床をし
ているなかに，TF-CBTの対象となりうる児童が時折出現してくるというの
が現状であり，実際にTF-CBTの対象となる児童（主治医が導入すべきと考
えた児童）は年間5例程度である。

　ただそれらを振り返ると，必ずしも「トラウマ被害」を訴えて来院してき
たものばかりではなく，他のたとえば多動性や反抗性，あるいは不安感など
を主訴に登場してきたなかに，治療の経過とともにトラウマの問題が気づか

れ，TF-CBT の導入となったケースも少なくない。

Ⅲ　一般的な医療機関が子どものトラウマに対して治療的介入をする意義

　まず昨今社会的に注目されている虐待という観点から考えてみると，図10-2のように1996（平成8）年に4,102件だった虐待相談が，2017（平成29）年には133,778件にまで増加しており，20年間で約30倍以上に増加したこととなる。潜在件数としては数十万件の可能性もはらんでおり，医療機関を受診する全うつ病患者数に迫るものがある。

　それらのすべてがトラウマ関連症状を呈しているとは限らないが，一方で先に述べたように多動性や反抗性，不安感といった形で表現されている可能性も否定できない。そのようなトラウマ関連の児童のケアに関して，児童相談所を中心とした児童福祉領域の機関の支援体制が十分に整備されているとは考えにくく，必要に応じて医療機関がその治療部門を引き受けていくことは社会的な義務と言える。

　また虐待以外でも昨今，学校環境におけるトラウマ被害を訴える児童・養育者も少なくない。同級生あるいは教師，保育士などからトラウマ的な被害を受けて，臨床的にも十分，心的外傷後ストレス障害（PTSD）と診断できるようなケースが医療機関を受診してくる。ただしこのようなケースの場合，明らかに第三者によるアセスメントが行われていると評価・診断しやすいが，養育者や子ども本人の訴えだけの場合には，その被害の客観性を評価することが容易ではない場合も多い。またそのような苦労を経てPTSDと診断された場合でも，教育関係機関での十分な支援が受けられないことは珍しくない。ともすれば他の問題（本人の発達特性の問題や家庭の環境の問題など）にすり替えられてしまうこともしばしば経験する。さらには，マスコミで取り上げられる事件のような疑いようのない明らかなトラウマとなる出来事を体験した児童ですら，必ずしも教育機関や被害者支援行政の枠組みではケアされない場合もあり，結果的に医療機関が相当な任を負っている現状は

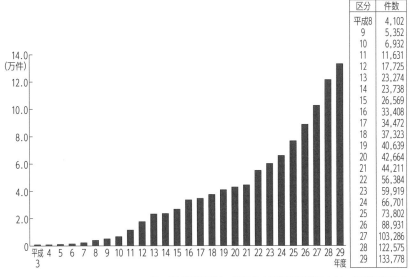

区分	件数
平成8	4,102
9	5,352
10	6,932
11	11,631
12	17,725
13	23,274
14	23,738
15	26,569
16	33,408
17	34,472
18	37,323
19	40,639
20	42,664
21	44,211
22	56,384
23	59,919
24	66,701
25	73,802
26	88,931
27	103,286
28	122,575
29	133,778

注：平成22年度は，東日本大震災の影響により，福島県を除く

図10-2　児童相談所における虐待相談件数の推移

間違いない。

　虐待にせよ学校環境によるトラウマにせよ，たとえば希死念慮の訴えや精神運動興奮がみられるような児童は児童精神科病棟のある，より高次な医療機関へと紹介されることになると思うが，筆者の実感としてはそのような児童はけして多くはないように感じている。むしろ，時に発達障害的あるいは不安・うつ的な主訴に見せながら，一般的な小児科・児童精神科外来にたどり着いている児童の方が数的には圧倒的に多いのではないだろうか。よって，そのような外来専門の児童精神科医療機関がトラウマ関連の問題と思われた児童に対して，評価・治療を行えることはきわめて重要な社会的な枠組みと考える。

Ⅳ　愛育クリニックと愛育相談所において実施された TF-CBT の事例について

　本稿においては，学校関連の出来事で来院に至った2事例を提示したいと考える。ほかにも経過が複雑で治療に難渋したケースはあるが，この2例に関してはかなり教科書的な改善をみた事例と考えている。

　なお事例の提示については本人・保護者から紙面による同意は得ているが，個人情報保護の観点から，要所は可能な限り変更しないようにしつつ，大きな問題がないと考えた部分についてはある程度の修正を行っている。また，トラウマナレーションのイラストについては，子どもの直筆のものを真似て治療を担当した心理師が描き掲載した。

1．Aくん（初診時小学2年生男児）
1）生育歴・現病歴
　Aくんは運動が好きで，勉強も得意な活発な男児だった。元来社交的な性格で，幼稚園でも小学校でもすぐに友達を作ることができ，休み時間には校庭で追いかけっこなどをして遊ぶことが多かった。これまで教師からは「お手本になるような子ども」と評価されることが多かった。

　小学2年生に進級し，Xくんという男児と同じクラスになった。Xくんは授業中，席にじっとしていられないことや，感情的になると衝動的な行動をとってしまうことで校内では有名な存在だった。AくんやAくんの友達も叩かれたり蹴られたりすることがあり，Aくんは「あんまり仲良くしたくないな」と以前から感じていた。

　5月の連休明けのある日，Aくんのクラスでは翌月に控えた学校のお祭りに向けて，出し物の準備をしていた。Xくんは自分の希望した出し物にならなかったことに腹を立てており，準備の時間に廊下や校庭に勝手に出ていってしまい，参加を拒否していた。しかし担任に怒られて教室に連れ戻されたところ，Xくんはたまたま目に入った，段ボールで屋台を作成中だったAく

んにつかみかかり，Aくんは作業台の角に頭を強くぶつけた。そのためAくんが文句を言ってつかみかかったところさらに反撃にあい，投げ飛ばされる形で再度頭部を強打した。

Aくんは学校から救急車で病院に搬送され，CTやMRIなどの検査の結果，急性硬膜外血腫と診断された。幸いにも血腫が小さかったことから手術適応とはならず保存的な治療で様子を見ることとなった。しかし退院後，脳外科医からは激しい運動は控えるよう指示があり，体育の授業などは見学するよう勧められたことがAくんには大きなショックだった。あざなどは1カ月ほどで改善したが，入院した頃から落ち着かなさや不安感がはっきりと高まっており，保護者は心配をしていた。

その後，Aくんは勉強をしていても集中力の低下を認め，さらには「みんなぼくが嫌いなんだ」「いない方がいいって思うんでしょ！？」といった情緒不安定な発言を繰り返すようになった。家庭内でイライラして暴れたり，好きだった遊びもせず布団の中にもぐりこんだりする場面も増えてきたため，事件から半年後の2年生の11月に当院を受診した。既往歴で特記することはない。

2）家族背景

Aくんの父親は，Aくんが小学校に入学する前に脱サラをしてパン屋を開業しており，母親も店を手伝っていた。きょうだいは3歳の弟が1人いる。父親はかっとなると声を荒げたり物にあたったりするところはあったが，事件まで大きな症状や不適応をAくんが示したことはない。

3）TF-CBT導入までの外来経過

Xくんは事件後早々に転校し，初診当時Aくんは休みがちであるものの登校は続けていたが，事件現場である教室にいる際に「急に事件のことが頭に浮かんできて怖くなってしまう」との訴えを繰り返し，冬休み明けからは一度も登校できなくなった。また，救急車のサイレンやXくんのような大柄な男児を怖がる様子も認めるようになり，外出することに抵抗を示すようになった。

主治医が，経過や本人の訴えからPTSDと診断されることを伝え，外来で

は一貫してトラウマに関する一般的な心理教育がなされた。初診から約2カ月が経過したところで，本人が「怖い気持ちをなくしたい」と同意したため，トラウマに関するアセスメントを実施することとなった。なお，投薬は行われていない。

4）トラウマ・アセスメント

アセスメントについては愛育相談所において公認心理師が，DSM-5版UCLA心的外傷後ストレス障害インデックス（UCLA PTSD Index for DSM-5, UPID-5）（高田ら，2015）とTSCC子ども用トラウマ症状チェックリスト（TSCC-A）（西澤，2009）を実施した。

UPID-5では，侵入症状10，回避症状8，認知と気分の変化12，過覚醒症状10，解離症状0，PTSD重症度得点（cutoff 37/38）40，という結果だった。TSCC-Aでは治療前は不安と怒り以外の項目はすべて65点以上（臨床的な介入が必要）であった。

5）TF-CBTの実施

アセスメントの結果からTF-CBTの導入が決定し，アセスメントを実施した公認心理師がそのままTF-CBTを担当することとなった。以下PPRACTICE（表4-2も参照）の順でその経過を示す。なお，面接は毎週80分（本人セッション60分，保護者セッション20分）の構造で行い，全18回（約5カ月）であった。

P（心理教育）：トラウマやPTSD，急性硬膜外血腫について母子ともに心理教育を実施した。事件の外傷から回復した有名人などをクイズに用い，小学2年生の子どもでも理解しやすいような工夫を施した。トラウマが身体や心，考え方に影響するという心理教育を行うと，Aくんは「ぼくだけじゃないんだ」とホッとした様子だった。

P（ペアレンティングスキル）：父親にも来所してもらい，Aくんに対する望ましい関わり方を説明した。さらには，現在生じているAくんの反応や不適切な行動を，①身体のケガによるもの，②心のケガ（トラウマ）によるもの，③どちらの影響かわからないもの／どちらも関係あるものの3つに分類し，それぞれへの対応の練習もロールプレイを用いて試みた。

R（リラクセーションスキル）：筋弛緩法（ぎゅー・ふわ運動）と呼吸法に取り組んだ。呼吸法は難しかったようだが，筋弛緩法はAくんにとって使いやすかったようで，日常生活でも不安になった時やイライラした時にひとりで取り組んで自分の気持ちをコントロールしようとすることが増えたと母親から報告があった。

A（感情表出と調節スキル）：感情を表す言葉，感情を感じる身体の部位，感情の強弱（レベル）について取り組んだ。

C（認知コーピング）：Aくんが気に入った"ネガ・ティブ太""ポジ・ティブ太"という言葉を用いて，考え方の2パターンを学んだ。悲観的な考えが出てきた時には「ネガ・ティブ太発見！」とラベルづけをするよう練習し，それ以外の考え方（ポジ・ティブ太）ができないかと練習を繰り返した。

T（トラウマナレーションと認知コーピング）：自己紹介を兼ねた小学校に入学してからの日々，事件当日，退院後の生活と章立てし，Aくんが話すことを治療者が書き留める形で本を作成した。トラウマナレーション完成後は，ネガ・ティブ太とポジ・ティブ太の考え方を使い，「自分は事件を予測すべきだった」「学校は自分を守ってくれないところだ」「前みたいに運動できない自分はみんなと友達でいられない」という認知から，「タックルされたことに関して自分に落ち度はなかった」「助けてくれた先生や友達がいるし，もともと自分は学校が大好きだった」「できる運動もあるし，友達と静かに遊ぶ方法もある」と変化することができた（トラウマナレーションの詳細は以下）。

I（実生活内での段階的曝露）：「ひとりで眠れない」「弟に暴力をふるう」など，いくつかの症状は自然に回復していたが，残った回避症状（ひとりで登下校できない，駅など人が多いところで背後に人が立たないように背中をぺったりと壁に当てて立つ，など）にチャレンジしていった。Aくんは，「怖い気持ちにはなったけど，ちゃんと（不安のレベルが）下がった」と感想を述べ，自信をつけたように見えた。

C（親子合同セッション）：完成させたトラウマナレーションを両親と共有した。父は「男なんだから，やられたらやり返せ」という考えをもともと

もっていたが，トラウマナレーションを聞いた後は，Aくんが入院中や退院後に感じていた心細さに触れ，「こんなに辛かったんだなぁ」とAくんが乗り越えたことの大きさを褒め，ねぎらってくれた。

E（安全と発達の強化）：Xくんとたまたま会ってしまうことや，中学校で再会するなどの場面を想定して話し合った。Aくんは，Xくんに対する怒りは拭いきれないものの，冷静に「無視する」「先生に相談する」などの対応を考えることができた。

【Aくんが作成したトラウマナレーション（抜粋）】
第〇章　じけんの日
　5月●日，3時間目にぼくは□□くんと△△くんと，めいろのやたいを作っていました。むずかしかったから，集中していました。すると，きゅうに後ろからばーんってタックルされて，そのままかたをがっとつかまれて，後ろにひっくりかえりました。おふろに入った時みたいにからだがふわっとういた感じがしました。「ばんっ！」てものすごく大きな音がして，目の前がまっくろになって，そのときのことはあんまりおぼえていません。みんなの声と，「ごーっ」という音は聞こえていたけど，声は出せませんでした。

　先生が，ほけん室までつれていってくれました。みんなの前でだっこされるのははずかしかったです。でも，頭がぐらーっ，ぐらーってして，ぜんぜん起きられませんでした。そのあと，きゅうきゅう車に乗りました。お母さんとお父さんも来てくれて，いっしょに病院に行きました。ぼくは，「死んじゃうのかな」と思っていました。からだはきゅうきゅう車の中だけど，心は外国にいっちゃったみたいでした。

第〇章　びょういんで
　お医者さんから「はげしい運動はひかえましょう。もう頭をぶつけてはいけません」って言われて，ものすごくショックでした。サッカーできなくなっちゃうんだって思ったら，なみだが出てきました。サッカー教室もやめなくちゃいけないのかなって思ったら，□□くんや△△くんとももう遊べな

いって思いました。悲しくなりました。

第〇章　今

　Xくんは転校したけど，ケンカとか見るとXくんのこと思い出してイヤな気持ちになります。相手はふざけてるだけかもしれないけど，びっくりしちゃいます。そういう時は，ほけん室に行ったり，ぎゅー・ふわ運動をしてリラックスしています。Xくんは，お祭りのことでイライラしてたんだと思います。でも，イライラしてたってぼう力はいけません。Xくんもぎゅー・ふわ運動とか，そういうだれもきずつけない方法でイライラを消した方がいいと思います。

　じけんのあと，どうなっちゃうんだろう，こんなに何もできなくて生きていけるのかなってしんぱいでした。あの時，もっと気をつけていればXくんにやられなかったんじゃないかっていう風にも思います。でも，ぼくは後ろは見えないし，ドラえもんみたいに未来のこともわかりません。だから，ケガはぼくのせいではないと思います。

　今も運動はあまりできません。運動会の練習を見学するのはつまらないです。"ネガ・ティブ太"が出てきて，「あ〜，つらい」って，心の中がまっくろになります。でも，そういう時は"ポジ・ティブ太"探しをします。あと，校庭で先生と虫探しや葉っぱ拾いをします。サッカーはできないけど，ほかにも学校には楽しいことがたくさんあります。□□くんや△△くんとは，カードゲームをして遊ぶのも楽しいです。

6）TF-CBT 後の経過

　TF-CBT の終了後の UPID-5では，侵入症状 1，回避症状 4，認知と気分の変化 6，過覚醒症状 6，解離症状 0，PTSD 重症度得点（cutoff 37/38）17，という結果だった。TSCC-A では治療後はすべての項目で低減が認められた。

　登校は安定してできており，その後 1 年の経過観察を経て，診察は終了となった。

2．Bちゃん（初診時小学1年生女児）

1）生育歴・現病歴

　Bちゃんはやや人見知りが強く，外で遊ぶよりも室内でお絵かきや折り紙をして遊ぶことが好きな女児であった。親しい友達とはよくしゃべるが，上級生や大人が話しかけるとうつむいて黙ってしまったり，友達の後ろに隠れてしまったりする傾向を認めた。

　Bちゃんの担任は新卒の若い男性教師で，生徒には休み時間に外で遊ぶことを推奨し，教室内にいたがるBちゃんに対して入学当初から注意することが多かった。夏休み直前の体育の授業で，Bちゃんは名前を呼ばれた時に担任に聞こえるような声で返事をしなかったという理由で放課後残され，1時間近く立ったまま担任から叱られた。

　その後も夏休みに入るまでの数週間，担任はことあるごとにBちゃんを放課後残しては叱りつけ，そのうちに平手で顔を叩く，肩を押して突き飛ばすなどの暴力にエスカレートしていった。顔を赤く腫らして帰宅したBちゃんに母親が気づき，話を聞いたところ「先生に叩かれた」とBちゃんは報告した。そのまま夏休みに入ったが，Bちゃんは入眠困難や夜驚，夜尿などの症状を呈するようになり，夏休み明けから「怖い」と登校を渋り，不登校状態となった。

　母親が学校側に担任の不適切な行動を報告し，管理職から担任への聞き取りが行われた。担任は「初めての担任でどういうふうに子どもたちに言うことを聞かせればいいかわからなかった」などと自身の不適切な指導を認め，その後適応障害の診断で休職することとなった。しかし，担任が去った後もBちゃんが学校を怖がって登校できないことは変わらず，夜間の症状も続いた。そのため，1年生の秋に当院を受診した。既往歴で特記することはない。

2）家族背景

　母親は妻子ある男性との交際でBちゃんを妊娠した。相手の男性とは別れることとなり，実家の支援を受けながらひとりでBちゃんを生み育てた。母親は医療従事者で，夜勤の際はBちゃんを実家に預けている。Bちゃんは祖

父母によくなつき，祖父母も孫が来るのを楽しみにしている。

3）TF-CBT 導入までの外来経過

　初診時，主治医である男性医師に対してもＢちゃんは怯えた様子で一言も話すことができず，ずっと母親の後ろに隠れて，うずくまっていた。主治医が，経過から PTSD の可能性が高いことを母親に伝え，その後の診察では母親の後ろに隠れているＢちゃんにも聞こえるように「こわい目にあったアライグマくん」（Holmes, 2000）を主治医と母親とで読むことが続いた。数回の診察の後，本人が母親に対し「Ｂもメープル先生（絵本に登場するカウンセラー）に会いたい」と話したため，トラウマに関するアセスメントを実施することとなった。

4）トラウマ・アセスメント

　アセスメントについては愛育相談所において公認心理師が，UPID-5とTSCC-A を実施した。

　UPID-5では，侵入症状10，回避症状3，認知と気分の変化11，過覚醒症状10，解離症状4，PTSD 重症度得点（cutoff 37/38）38という結果だった。TSCC-A では治療前は不安と外傷後ストレス尺度が65点以上（臨床的な介入が必要）だった。

5）TF-CBT の実施

　アセスメントの結果から TF-CBT の導入が決定し，アセスメントを実施した公認心理師がそのまま TF-CBT を担当することとなった。母親の仕事の都合がつかない時には祖父母が送迎をすることとした。なお，面接は毎週80分（本人セッション60分，保護者セッション20分）の構造で行い，全15回（約4カ月）であった。

　以下 PPRACTICE の順でその経過を示す。

　P（心理教育）：トラウマや PTSD，教師の体罰と適切な指導の違いなどについて，母子それぞれに心理教育を実施した。あまりおしゃべりが上手ではないＢちゃんに合わせ，オープンクエスチョンは控え，イラストを用いた選択肢を提示したり，テレビのクイズ番組のような丸バツで答える形式で楽しみながら学べるように工夫をした。

P（ペアレンティングスキル）：母と祖父母に来所してもらい，Bちゃんに対する望ましい関わり方を説明した。母は「私が忙しくてあまりあの子の話を聞いてあげられないから」「もっと私が早く気づいてあげれば」と，たびたび面接室で流涙した。治療者は，母の思いを傾聴した上で，母の極端に自責的な認知についてはやり取りを通して修正を試みた。また，多忙な母が1日に1回はBちゃんと遊ぶための"ママとBちゃんタイム"を設けることを計画した。

R（リラクセーションスキル）：筋弛緩法と呼吸法に取り組んだ。また，その他にも"こころの救急箱"を作りBちゃんがリラックスできる方法をイラストにして整理した（例：ぬいぐるみを抱きしめる，おばあちゃんとおやつを食べる，ママにハグしてもらう，など）。

A（感情表出と調節スキル）：「ハッピー！」，「こわい」，「かなしい」，「ぷんぷん」，「がーん」などの感情を表す表情つきのイラストを用意し，Bちゃんがどんな時にどんな気持ちになるかを振り返った。

C（認知コーピング）：2つのぬいぐるみをそれぞれ"いいチビB""わるチビB"と名付け，さまざまな場面でいろいろな考え方ができることを人形劇のようにして学んだ。

T（トラウマナレーションと認知処理）：学校，担任教師の顔，放課後に残された教室の場面などをBちゃんが画用紙に描き，治療者がBちゃんの語りを文章にまとめ，紙芝居を作成した。トラウマナレーション完成後は，"いいチビB"と"わるチビB"の人形劇形式で認知処理を進めたところ，「Bは先生に叩かれるようなダメな子」「新しい先生もきっとBを嫌いになる」といった認知から，「子どもがどんなことをしても，大人は子どもに痛いことをしちゃいけない」「たたかれたのはBが悪い子だからじゃない，先生が間違っていた」と考え方が変化した（トラウマナレーションの詳細は以下）。

I（実生活内での段階的曝露）：新しく担任となった女性教師との交換日記から始め，母親や祖父母の付き添い登校で学校には徐々に戻れるようになったため，日常生活での曝露は行わなかった。

C（親子合同セッション）：完成させたトラウマナレーションを母親と祖

父母と共有した。事前に母親と祖父母とはリハーサルを繰り返し，Ｂちゃんの前では泣かない，辛い顔をしないことを練習した。その結果，Ｂちゃんは安心して完成させたトラウマナレーションを発表することができ，母親や祖父母から「こんなふうにお話できるのすごいね！」などと褒められて誇らしげな様子だった。

Ｅ（安全と発達の強化）：２年生に進級する際のクラス替えや担任の変更について，「もしまた学校で怖いことがあったらどうするか」「友達が同じ目にあっていたとしたら，どうアドバイスしてあげるか」という視点でＢちゃんには考えてもらい，学校内と学校外それぞれにすぐに相談できる相手を決めた。

【Ｂちゃんが作成したトラウマナレーション（抜粋）】

① 先生が大きな声で「どうしてわからないんだ！」って言いました。Ｂは，とてもこわかったです。Ｂは，むねがドキドキして，あたまがぼーっとしました。先生はつくえをバンバンたたいて，「きいているのか！」って言いました。Ｂは，なきました。先生はもっと大きな声を出しました。Ｂは目をつぶりまし

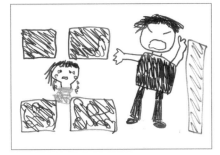

図10-3

た。先生はＢのほっぺをたたきました。びっくりして目をあけたら，先生がまっかなかおをしていました。Ｂは「オニみたい」と思って，足がガクガクしました。

② かえったら，ママが「どうしたの？　かお，まっかだよ」って言いました。Ｂは，「先生がたたいた」と言いました。ママはびっくりして，学校にでんわをかけました。Ｂは，ママからおこられるってドキドキしていました。でも，ママは「こわかったね」って，ぎゅーってしてくれました。Ｂは，またなきました。ほっぺは，ずっといたくて，あついかんじがしていました。

③ Bがわるいことをしたから先
生はBをたたいたんだと思っていま
した。でも、あいいくで先生たちと
心のケガのべんきょうをして、先生
はよくないことをしたってわかりま
した。大人は、子どもをたたいちゃ
いけません。大きな声もダメです。
Bは、お友だちをたたいたり、お友
だちのものをとったことはありませ
ん。Bは、ママのおてつだいをしま
す。わるい子じゃないです。

だから、もし2年生になってお友
だちの〇〇ちゃんが先生からたたか
れたりしたら、手をつないでいっ
しょにほけんしつにいきます。それ
か、こうちょう先生に言います。も
し学校のそとだったら、いそいでう
ちにかえってママかじいじ、ばあば
に言います。

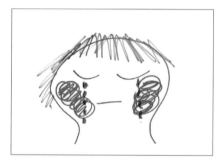

図10-4

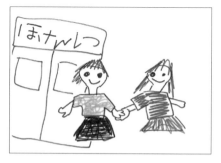

図10-5

6）TF-CBT 後の経過

TF-CBT の終了後の UPID-5では、侵入症状5、回避症状1、認知と気分
の変化8、過覚醒症状6、解離症状0、PTSD 重症度得点（cutoff 37/38）
20、という結果だった。治療後の TSCC-A では、すべての項目で低減が認め
られた。

登校は安定してできているが、時に母親が育児をめぐって不安になるとい
う訴えがあり、2カ月ごとの受診が続いている。しかしBちゃんは大きく変
動することはなく、初診時に比べて明らかに自発的な様子がうかがわれてい
る。

V　おわりに

　一般の児童精神科外来において，PTSD 治療を実施していくことは容易ではないことも多いが，今回示した事例のように，保護者の動機づけが高く，また問題となっているトラウマイベントに焦点化しやすいような事例では，インテンシブな介入がなされると，かなりの改善がみられる。そのような観点からも一般的な児童精神科医がトラウマインフォームドな視点をもち，時に評価・治療ができることはきわめて重要であると言える。

　そのような視点がないまま，子どもの発達障害的な特徴や問題行動にばかり注目されていると，おそらくはトラウマ症状は見えにくくなり，本人も語ることを諦めていってしまうこととなるであろう。それを防ぐ意味でも一定のアセスメント方式をもち，エビデンスに基づいた TF-CBT というプログラムを中心に据えた体制は大変有用な診療のあり方であると確信している。ただし，わが国の医療システムにおいて，このようなインテンシブな診療を行うことに対する十分な医療経済的なバックグラウンドがないことも事実である。そのあたりは今後関係各団体から繰り返し求めていくことが強く望まれる。

文　献

Holmes, M. M.（2000）. *A terrible things happened*. Magination Press.［飛鳥井望，亀岡智美監訳／一杉由美訳（2015）. こわい目にあったアライグマくん. 誠信書房］

Kameoka, S., Yagi, J., Arai, Y., et al.（2015）. Feasibility of trauma-focused cognitive behavioral therapy for traumatized children in Japan: A pilot study. *International Journal of Mental Health Systems,* 3（9）, 26. doi:10.1186/s13033-015-0021-y. eCollection

西澤　哲（2009）. TSCC 子ども用トラウマ症状チェックリスト. 金剛出版.

社会福祉法人恩賜財団母子愛育会愛育研究所編（2020）. 子どもと家族の福祉，日本子ども資料年鑑2020. KTC 中央出版，pp218.

Takada, S., Kameoka, S., Okuyama, M., Fujiwara, T., Yagi, J., Iwadare, Y., Honma, H., Mashiko, H., Nagao, K., Fujibayashi, T., Asano, Y., Yamamoto, S., Tomoko, O., Kato, H.（2018）. Feasibility and psychometric properties of the UCLA PTSD reaction index for DSM-5 in Japanese youth: A multi-site study. *Asian Journal of Psychiatry,* 33: 93-98. doi:10.1016/j.ajp.2018.03.011.

The National Child Traumatic Stress Network. https://www.nctsn.org/

第11章
小児総合病院における トラウマフォーカスト認知行動療法

三宅 和佳子

I はじめに

　大阪母子医療センターは，大阪府の小児医療の中心的な役割を担う小児総合病院である。重篤な疾患のため長期入院や身体的にも精神的にもストレスの大きい治療を必要とする子どもも多い。手術などの侵襲の大きい治療を必要とする子ども，長期の入院生活を余儀なくされ一般的な生活体験をする機会を得ることができない子どもなどにおいては，大きなストレスがかかり，その結果，発達面や心理面への影響が大きいことが認識されるようになった。

　さらに，子どもへの侵襲性の高いこれらの治療は，子どもや養育者にとってトラウマとなる出来事として体験されることも少なくない。精神的なしんどさを訴えることや心因性の身体症状を認め，学校などへの集団適応が難しくなり不登校となることもあるなど，生活への影響は大きい。そのような子どもたちの精神症状の評価において，トラウマ症状を認めることが認識されてきている。子どもたちが治療を受けたのちに心身ともに健康な人生を歩んでいくためには，トラウマ症状を考慮した対応は喫緊の課題であると考えられる。

　そのような状況を鑑み，当科においてはトラウマについての心理教育などのトラウマインフォームドケア，治療が必要と考えられた症例に対してはトラウマ治療であるトラウマフォーカスト認知行動療法（TF-CBT）を実践してきた。TF-CBT の実践により，トラウマ症状の改善のみならず，家族・養

育者に加えて，心理士，医師，看護師，等の病院スタッフがトラウマに関する知識を深め，意識・対応が変わり，子どもの症状が改善するという影響をもたらし，病院においてトラウマインフォームドケアの広がりがみられたと考えられた。

Ⅱ　大阪母子医療センターについて

　大阪母子医療センターは，大阪府域における周産期医療の専門的な基幹施設として，地域の医療機関では対応が困難な妊産婦や低出生体重児，新生児に対し，高度・専門医療を行うため，1981年10月に診療を開始した。1991年には，小児医療部門（子ども病院）を開設し，乳幼児等に対しても新生児期からの一貫的な医療を行っている。大阪府の人口は881万人（2020年4月1日），15歳未満の子ども人口は109万人（2015年10月1日）であり，その小児医療の中心的な役割を担っている。

　診療科は，周産期部門には，産科，新生児科，母性内科がある。外科系には，心臓血管外科，小児外科，脳神経外科，泌尿器科，形成外科，眼科，耳鼻科，整形外科，口腔外科があり，1,000グラムを下回る超低出生体重児や先天性心疾患，内臓疾患，口唇口蓋裂などの重篤な疾患の子どもが入院し，手術などの治療を受けている。また，内科系においても，消化器・内分泌科，腎・代謝科，小児神経科，血液・腫瘍科等で，長期の入院を必要とし，なおかつ，化学療法や骨髄移植などの身体的にも精神的にもストレスの大きい治療を必要とし，生命の危機にさらされることも多い子どもたちが入院している。なかには幼少時をほぼ入院生活で過ごす子ども，何年も自宅から学校へ通学できない子どももいる。成長・発達への影響，心理面への影響も大きな問題となっている。

　子どものこころの診療科は，児童精神科診療を行っている。病床は，周産期医療部門，小児医療部門合わせて371床であるが，精神科病床はないため，外来診療および各病棟においてのコンサルテーション・リエゾン診療を中心に活動している。

Ⅲ　小児医療とトラウマ

　小児医療における進歩は目覚ましいものがある。数年前なら治療できなかった病気に関しても，治療できるようになることなども多い。一方，治療の侵襲度が大きくなることや，継続した治療のため長期の入院を必要とすること，なかには退院後も人工呼吸器や人工透析，自己注射などの医療的ケアを継続して必要とする場合や後遺症が残る場合も増えてきているのが現状である。つまり，病気と診断され治療を受けること自体が大きなストレスとなる可能性が大きくなってきているのである。

　たとえば，重篤な疾患のため大きな手術を必要とする場合を考える。最初は何らかの症状を認め病院に通院することから始まる。受診することや，診断までの検査などに関してもつらい体験になると思われる。が，その上で重篤な疾患であることを告知されることは子どもにとっても養育者にとってもさらに大きなストレスとなる体験となる。入院することになると，健康な時に通っていた幼稚園や学校などには行けなくなり，日常生活から切り離され，今まで経験したことのない病院での生活が始まる。子どもにとって，見たこともない手術室という場所で，知らない人に囲まれて手術を受け，手術後しばらくは集中治療室などで過ごすこともある。アラームが鳴りスタッフがあわただしく動く無機質な空間のベッド上で過ごす日々であり，身体の状態が不安定になりつらい思いをすることや痛い処置を伴うことも多い。症状が軽快し一般の病棟で過ごすようになると落ち着いて過ごせることも増えるが，やはり非日常空間である。しばらくの間は，発病までにできていた楽しい遊びや勉強などをすることも難しく，なかには日々死の恐怖と向き合わねばならない子どももいる。このように程度の差こそあれ，子どもにとって治療は大きなストレス，あるいはトラウマとなりうるものなのである。

　今までの経験において私たちは，小児医療におけるストレス／トラウマとなりうる要因として，予測していなかったことが起きること，繰り返し起きること，侵襲的で命の危険を感じること，寄り添って安心できる大人がいな

いこと，長期間に及ぶこと，などを考え，できうる限り入院生活が子どもにとって恐怖の体験にならないよう，また安心して過ごせるよう，さまざまな工夫を施してきた。しかし，なかには精神的なしんどさや心因性と思われる身体症状を訴え，治療を継続することが困難になる子どももいる。また，病院での治療を終えることができた場合でも，退院後の生活において，不安の訴え，感情のコントロールの難しさ，緘黙，対人関係における問題，心因反応，家庭や学校などの集団における不適応，などがみられる子どももいることがわかり，トラウマ症状の影響が考慮されるようになってきたのである。

　どのような治療がストレスの大きい治療となりうるか，トラウマとなりうるかは，それぞれの子どもによって異なる。子どもの能力やレジリエンス，今までの経験，家族や友達の支え，新しい生活への適応状況など，さまざまな要因によるのである。入院までにトラウマ症状を抱えていた場合や，家族などの支えが脆弱な場合，治療の程度や経過が子どもにとって耐えうる程度を超えている場合などには，慎重な対応が必要と思われる。しかし，どの子どもにおいても入院生活はストレスの大きい体験であり，トラウマとなりうることがあるということを考慮した対応，つまり子どもが安心できるような入院環境，医療行為がトラウマにならないような対応，養育者にとって病院での体験がトラウマにならないような対応とは何か，ということを基盤にした対応が必要と思われる。

Ⅳ　トラウマ治療の実践

　前述のように，当院には手術や化学療法などの侵襲の大きい治療・長期の入院生活など，身体的にも精神的にもストレスの大きい治療を必要とし，生命の危機にさらされることも多い子どもたちが入院・通院している。病気になったことや治療などをストレス因とする行動面，情緒面への影響は大きく，身体的に回復した後も，寝つきが悪いなどの症状が継続し睡眠リズムを作ることが難しい，頭痛や腹痛など身体症状の訴えが継続する，落ち着きのなさや多動・衝動性など ADHD 様の症状が継続するなど，トラウマ症状で

はないかと考えられる症例も多い。学校などの集団生活に不適応となることもあり、成長、発達、心理面への影響も大きな問題となっている。コンサルテーション・リエゾン活動での関わりにおいて、トラウマ症状に対する治療を必要とするケースも増えてきている。また、子どものこころの診療科においては、児童虐待、学校でのトラウマ体験、事故などのトラウマ症状のみられる症例も受診する。このような状況のなかでトラウマを考慮した対応へのニーズは高くなってきており、トラウマを考慮した診療やトラウマ治療 TF-CBT を実践することとなった。

1．子どものこころの診療科スタッフへの研修

TF-CBT を開始するにあたり、2014年に子どものこころの診療科内での研修を開始した。トラウマについての研修や、TF-CBT についての研修を、子どものこころの診療科の医師、心理士に行い、それぞれの臨床現場においてトラウマの視点をもって対応していくことの重要性を伝えた。その後、外部の研修を可能な範囲で順番に受け、兵庫県こころのケアセンター「子どものトラウマへの根拠に基づく治療～TF-CBT 概論～」、「TF-CBT Introductory Training」等へ参加を勧めた。その結果として、徐々に研修を受けたスタッフが増え、トラウマや TF-CBT に関する知識が積み重なった。

2．UCLA 心的外傷後ストレス障害インデックスを用いた子どもの心的外傷と PTSD 症状の評価

次に、UCLA 心的外傷後ストレス障害インデックス（UCLA PTSD Reaction Index, UPID）を用いて子どもの心的外傷と PTSD 症状の評価を行い、カンファレンスで検討した。TF-CBT への導入を検討する目的のみならず、PTSD 症状の評価を行うことでその結果を臨床に役立てるようにした。UPID の結果を参照し、具体的なトラウマ症状や対処法などを把握することで、病棟でのケアや家庭や学校での対応を検討し対応を変えるなど臨床に反映するようにした。また、UPID での評価を行うことによって、トラウマ症状について子どもたちはより具体的に学習することになり、TF-CBT 導入の

準備となることも考慮した。

3．TF-CBT 実施症例の検討

　TF-CBT は，手術後の症例，他科通院中にトラウマ症状に気づかれた症例，TF-CBT を目的として他院から紹介されて受診した症例などに実施した。いずれの症例も実施後に，バールソン抑うつ尺度，Children's Global Assessment Scale，UPID において，改善がみられた。TF-CBT の実施にあたっては，TF-CBT 研究班のピア・コンサルテーション・システムによる技術支援を受けた。最初の 2 例に関しては，毎回のセッションを録音または録画し，コンサルテーションを受けながら進めた。子どもの反応などにより，疑問が出てくることもしばしばであったので，その都度コンサルテーションを受けられる体制は，TF-CBT を実施していくためにはとても大切だと思われた。また，子どものこころの診療科のスタッフと，適宜カンファレンスを実施した。周囲と検討できる環境が，継続して実施していく上では重要と思われた。

4．TF-CBT を小児総合病院で実施することの意義

　入院中に TF-CBT を実施する場合には，病棟スタッフが養育者役として参加した。そのことにより，TF-CBT の治療要素である心理教育・リラクセーションなどのスキルを子どもが習得する際に，日常生活において繰り返し実践できるよう病棟スタッフが子どもをサポートできるので，スキルの定着につながりやすいという経験をした。

　内科病棟や，外科病棟に入院している症例では，病棟スタッフは精神科的な対応の専門知識をもつ看護師ではなかった。だが，子どもが示す症状の背景にトラウマ症状が存在することを説明し，対応方法等を伝えることで，子どものへの関わり方を工夫して対応することが可能だった。そして，そのことによって，子ども自身のトラウマ症状への気づきとコントロール感を高めることにつながったと考えられた。病棟においてスタッフの協力を得ながら治療を行うことで，スタッフの知識向上や小児病院に多く存在する他のトラ

ウマ関連症例への理解につなげることができたと考えられた。このように，トラウマを理解した上でのケアを浸透させていくことで，今後のスタッフの意識やトラウマ対応技術がより一層向上していくことが期待される。

Ⅴ　トラウマインフォームドケアの広がり

1．心理士の活動における意義

　当院では子どもの病棟でのコンサルテーション・リエゾン活動として，各病棟に担当の心理士を配置し，他科医師からの依頼，看護師など病棟スタッフからの依頼，養育者の希望などに沿って，養育者の相談・面接，子どもの治療・面接など，行動観察，発達年齢にみあった関わり方やおもちゃについての助言などの発達促進的関与，発達検査・知能検査などの心理検査を行っている。心理士は，必要時には，子どものこころの診療科の医師や他の心理士と相談しながら病棟に関与しており，その入院生活が子どもや家族にとってよりよいものになることを目指している。

　また，心理士がカンファレンスに参加することにより，身体科の医師，看護師，保育士，ホスピタル・プレイ士などの多職種との連携も行っている。たとえば，各病棟・外来におけるカンファレンスに加え，それぞれのニーズに応じて各科とのカンファレンスに参加している。新生児科における低出生体重児の発達をフォローする発達外来カンファレンス，NICU の退院前カンファレンス，血液・腫瘍科での化学療法・骨髄移植などの厳しい治療を受ける子どもや終末期医療の子どもなどに関するトータルケアカンファレンス，低身長児に関する消化器・内分泌科とのカンファレンスなどである。カンファレンスに参加することにより，心理士は子どもの病状の理解や病棟での様子を知ることができ，他職種は心理社会的な見方を深めて子どもに関わることができるようになる。

　こうした関わりにおいて，心理士が子どもの様子に対するトラウマ症状としての見方，TF-CBT の理論的根拠に基づいた対応方法などを学び応用すること，その知識を看護師をはじめとする外来・病棟スタッフに伝えることな

どにより、より適切な患者対応を行えるようになるといった変化が期待される。

2．看護師の理解とトラウマ症状へのケア

　生命の危険がある重篤な疾患であると告知されることや、手術、化学療法、骨髄移植などの侵襲の大きい治療を受ける体験は、心的外傷的出来事となりトラウマ症状が生じる可能性がある。また、学校に行けなくなり入院生活を余儀なくされるなどの日常生活とかけ離れた状況であるということもまた、不安を高めトラウマ症状を出現しやすくするため、入院している子どもにトラウマ症状がみられる可能性は高い。

　子どものトラウマ症状は、さまざまな子どもの「問題行動」の背景に隠されていることが多い。たとえば、就寝時間に寝ない、イライラして母親を困らせる、他の子どもとケンカする、病室に引きこもる、反抗的な態度で薬を飲まない、処置をさせない、看護師と話さない、食事をしない、などの病棟で観察される行動によって、治療自体に支障をきたすこともある。子どもに毎日関わり、生活に密着した対応をする看護師が、これらの「問題行動」の背景にトラウマ症状があることを理解して、症状に応じた対応をすることで、子どもの様子に変化がみられ、治療がうまく進み、その後の生活へよい影響がみられることがある。以下に、架空の症例を提示する。

【症例】足の骨折の手術のため数カ月間の入院を必要としたが、入院生活に適応できなかった小学5年生

　小学校には楽しく通っており、学校生活や日常生活で特に大きな不適応は認められなかったが、誤って学校の2階の窓から転落し足を骨折した。複数回の手術を受けることになり、入院生活は数カ月に及んだ。院内の学校へ通学を開始したが、消灯時間になってもゲームを続けてなかなか寝ず、起床時間にも起きなかった。看護師が登校を促しても、無視して寝続けた。11時頃に起きるがその後も1日中ゲームなどをして過ごし、登校は難しかった。治療においてはリハビリテーションを必要としたが、行かないと言うことが多

かった。看護師の声かけには，反抗的に言い返すことが増えていった。対応に困り果てた看護師は主治医や母親と相談し，児童精神科を受診することとなった。

　診察において児は，寝ようと思ってもイライラしてなかなか寝つけないことや，窓から落ちる夢を何度も見るので寝るのが怖いと思っていること，また，学校やリハビリテーションに行くため高いところを通ると気分が悪くなるので，できれば行きたくないと思っていることなどを話した。転落事故を心的外傷的出来事とするトラウマ症状があると考えられた。

　病棟のカンファレンスにおいて，寝ずにゲームを続けているのは侵入症状である悪夢への恐怖や過覚醒などにより寝つけないことが理由と思われること，高いところが怖いので行きたくないと思っているのは回避症状と思われること，などはトラウマ症状であると考えられることを指摘。そして，それを考慮して対応することが症状の軽減や安定した入院生活へとつながることなどを，病棟スタッフに伝え共有した。

　スタッフは対応を工夫し，寝る前に一緒にリラクセーションをすること，ゲームをうまくやめる方法を相談すること，学校やリハビリテーションへの行き方を工夫すること，などを開始した。徐々に生活リズムは改善し，学校に自分から進んで行くことが増え，リハビリテーションに対する意欲もあがった。看護師がトラウマ症状であることを理解して，症状にあった対応をしたことで病棟での生活に変化がみられ，骨折の治療・リハビリテーションへの取り組みも改善した。

3．家族のトラウマ症状へのケア

　家族にとって赤ちゃんの出生は，うれしいことであり，元気な赤ちゃんが生まれてくると信じて心待ちにしている。また，子どもの元気な成長は親としての望みであり，元気に成長していくことを思い描いている。そのため，子どもが重篤な疾患を患った場合，親のイメージと違う状況を迎えることとなり，イメージしていた健康なわが子を喪失する体験となる。

　たとえば，超出生体重児の家族においては，イメージしていた赤ちゃんと

の違いに驚き，自分自身を責め，その後の治療において告げられる疾患の告知が受け止めきれない場合もある。また，脳神経系の疾患，悪性腫瘍などの重篤な疾患を告知された家族などにおいては，告知や治療，症状の変化などが，心的外傷的出来事となり，家族がトラウマ症状を呈していると考えられることも多い。不眠や，気分の落ち込み，子どもの世話そのものが子どもの病気の発症時を思い出すこととなり不安やパニックを引き起こす，などの症状があることもしばしばである。

　心理士の面接などを通じて，家族が自分自身のこころも傷ついていることに気づき，抑うつや自責感がこのような体験をした家族によく認められるトラウマ症状であると知ることで，必要以上に自分を責めることなく自分自身もケアすることができるようになることが多い。また，周囲も家族のトラウマ症状を理解して援助体制を整えることができ，結果として親子を支える上でよい方向に向かう。以下に，架空の症例を提示する。

【症例】急性の神経疾患のために寝たきりとなった１歳児の母親

　出生時やその後の成長発達に問題はなく，元気な子だった。歩きはじめ，言葉を話しはじめるなど，母親は日々の成長を楽しみながら子育てをしていた。ある日，急に身体がガクガクとして呼びかけに反応しなくなり，救急車で救急外来を受診し入院となった。急性の神経疾患と告知され治療が継続されたが，意識は戻らず寝たきりとなった。１年後，状態が安定したため家庭での生活が考慮されるようになったが，母親の面会が少ないこと，面会してもベッドサイドでぼーっとしており元気がないこと，話しかけてもあまり話さずに黙り込んでしまうことなど，母親の状態が心配された。病棟看護師から心理士に相談があり，心理士と面接することとなった。

　面接では，子どもを見ると家でガクガクして倒れた時のことが頭に浮かび死んでしまうと思った恐怖がよみがえること，自分のせいで病気になったと自分を責めて耐えられないので，できれば病院には行きたくないと思ってしまうこと，家では気分が落ち込んで今までしていた家事ができないこと，自分が頑張らないといけないとわかっているのに頑張れないこと，病気になっ

たのと同じ季節になり特に眠れなくなっていることなどを話された。

　母親の話された症状をカンファレンスにおいて検討し，今まで元気だった子どもが急に危うく死にそうな状態となり，その後も意思疎通がとれない寝たきり状態となるという体験をしたことなどを心的外傷的出来事であると確認した。そして，その後1年以上，子どもが倒れた時やその後の治療が思い出されて耐えられないこと，そのため病院に来ることを回避していること，自分自身を責める考えが継続していること，家事などやるべきことに取り組みにくく，睡眠障害が継続していることなどを，トラウマの症状と考えて対応していくことになった。

　次回以降の面接では，母親の気持ちに十分共感しながら，子どもが重篤な疾患に罹患したら，母親にさまざまなストレス反応が出ることは当然であること，時には，母親のこころが傷ついてトラウマ症状が出現することもあることなどを伝え，母親自身のケアも大切なことを確認した。面接を続け，自分をあまり責めずに，自分の状態をスタッフに伝えたり定期的な面会をしたりできるようになり，子どものケアに取り組むようになった。病棟スタッフ，外来スタッフとは母親の精神状態を共有し，母親の調子を考慮した援助方法を模索して整えることとした。退院後は在宅医療を必要とし，家族の負担は大きいと考えられたため，主たる看護者となる母親の精神状態を考慮した援助体制を作り，在宅医療で児のケアを続けることができている。

4．学校でのトラウマ症状へのケア

　外来に不登校・問題行動等で受診した場合でも，詳細を聞いてみると心的外傷体験があり，背景にトラウマ症状が隠されていることがある。家族と本人が，抱えている問題が実はトラウマ症状であることを理解することで，学校と対応について話し合い，学校もまた対応を変えていくことで症状の軽快につながることもある。このように，学校などでのさまざまなトラウマを抱えた子どもへの対応においても，トラウマインフォームドケアの考え方が役に立つことがある。子ども自身や養育者が，トラウマ症状であるということを理解することが第一歩である。そしてその先に，学校の先生方にも，トラ

ウマ症状の理解と対応が広がることにより，安心して学校に通うことができるようになることがある。以下に，架空の症例を提示する。

【症例】不登校，不眠で来院した小学 1 年生

父母との 3 人家族だったが，乳児期より父親が母親を怒鳴ることがよくあった。幼稚園に入った頃から父親は児に対しても，ご飯の食べ方が悪い，課題をするのが遅い，と怒鳴り，すぐにできないと殴るようになった。幼稚園の年長の時に父母は別居することになり，父に怒鳴られることや殴られることはなくなり，母と 2 人の穏やかな生活になった。

小学校に入学し元気のよい大きな声の男の先生が担任になった。1 学期の途中から，学校が怖い，行きたくないと言いはじめた。先生が大きな声で話しはじめると，父が殴ってきた時のことが思い浮かびとても怖くなって動けなくなるとのことだった。また給食の時に先生の声が聞こえると，気分が悪くなり食べられなくなるとのことだった。そわそわして落ち着きのなさもみられていた。寝つきが悪くなり，怖い夢を見たと途中で起きることが増えていた。

心配した母に連れられて，児童精神科を受診した。トラウマ症状の評価を行うと，父の母への怒鳴り声や自分自身への暴言・暴力を心的外傷的出来事とし，再体験や過覚醒などのトラウマ症状があることがうかがえた。小学校の担任の先生の大きな声や給食の促しなどの対応をきっかけとして症状が顕在化したと思われた。子どもと母に，トラウマ症状の心理教育を行い，リラックス法などの対応方法を伝えた。また，母から学校に，トラウマ症状であることや対応方法について伝えたことで，学校ではトラウマ症状であることを考慮した対応を模索した。その結果，先生は穏やかに話すことなどを心がける，返答ができない時や給食を食べられない時は静かに見守り，調子をみて保健室で対応する，などを始めた。症状は軽快に向かい，少しずつ登校できるようになった。

5．施設入所児へのトラウマ症状へのケア

　赤ちゃんは出生後家庭で養育されることにより，家族の一員となりそれぞれの家族のなかで関係性を作り，家族もまた変化し家族関係が作られていく。しかし，当院においては，重篤な疾患により出生後から治療が継続するため長期間の入院を必要とし，数カ月から，なかには数年を経てようやく退院できる子どももいる。入院中は家庭での家族の関係性は児不在のまま形成されることなどから，入院中の子どもに関しては乳幼児期からの母子関係や家族という養育環境における課題を抱えることがあり，アタッチメントの形成や児を含めた家族のあり方においてきめ細やかな対応を必要とすることが多い。

　入院中のケアにおいても子どもたちの安心感，安全感のために工夫を重ねてはいるが，子どもと接する時間が処置などにかたよりがちなことや，複数の看護師が交代で対応することなどもあり，アタッチメントを充足させることはとても困難である。アタッチメントの脆弱さがあると，病院での処置なども心的外傷体験となりやすくトラウマ症状が続きやすい。退院したのちに，家庭での養育が困難なために乳児院などの施設に入所する子どももおり，そうした子どもたちは，家庭で養育されてきた子どもたちに比べると，ちょっとしたことで泣き叫んだり切り替えが悪かったり，という育てにくさに気づかれる場合がある。このようなケースでは，子どもが示すこれらの行動の背景に，アタッチメントの不安定さやトラウマ症状が潜在することを施設職員と共有し，職員との安心できる関係を作ることや，落ち着けるような対策を講じることなどにより，安定がみられることがある。

　また，施設には虐待を受けて入所している子どもも多い。職員がトラウマ症状を理解して対応を考えることは，他の子どもへの対応に応用できる場合もある。実際，施設入所児に TF-CBT を実施して，子どもと担当職員に対してトラウマに関する心理教育をすることは，他の多くの職員の理解や他の入所児のトラウマ症状への気づきとなり，施設におけるよりよい対応につながることが期待される。TF-CBT に参加した担当職員が，施設の他の職員に治

療内容を伝えることにより，施設全体のトラウマへの理解度が高まり，施設内で自発的にトラウマの研修などが行われるようになり，結果として施設職員のトラウマへの理解が深まることもある。数カ月間におよび定期的に受診を継続する TF-CBT による治療を受けることにより，子どものみならず施設の職員もより具体的にその方法と効果を体験し，その結果施設の職員の理解，さらには他の入所児童へのよりよい対応につながるということが実感できることが多い。

VI おわりに

　小児病院では，治療行為がトラウマになりうることを認識し，子どもが体験するトラウマをできるだけ軽減するような取り組みが必要である。その視点で見ると，病院の環境は，建物，検査，対応などにおいて，子どもが怖い思いをしないようにということを考慮して整えられ，スタッフは自然にさまざまな工夫を行っているなど，すでに子どものトラウマを軽減するような工夫がなされていることに気づかされる。

　しかし，効率性に重きを置かれる医療現場において，トラウマインフォームドケアをさらに浸透させることは容易ではない。子どもの病院において TF-CBT の実践などのトラウマ診療を行うと，患児の症状の改善に加え，病院スタッフがトラウマに関する知識を深めることにつながり，意識・対応が変わることに気づかされる。それは，病院において現在行っているケアについてトラウマの視点で見直し，すでに実践されているトラウマインフォームドケア，つまりさまざまなトラウマを考慮したケアをしていることを認識し，さらに工夫を重ねることにつながる。TF-CBT の実践は，病院全体におけるトラウマインフォームドケアの広がりにつながることが期待される。

　本稿における TF-CBT は，大阪母子医療センター倫理委員会で承認を受けて実践した。

文　献

Cohen, J. A., Mannarino, A. P., & Deblinger, E. (2006). *Treating trauma and traumatic grief in children and adolescents.* Guilford Press.［白川美也子，菱川愛，富永良喜訳 (2014)．子どものトラウマと悲嘆の治療．金剛出版］

Cohen, J. A., Mannarino, A. P., & Deblinger, E. (2012). *Trauma-focused CBT for children and adolescents: Treatment applications.* Guilford Press.［亀岡智美，紀平省吾，白川美也子監訳 (2015)．子どものためのトラウマフォーカスト認知行動療法．岩崎学術出版社］

亀岡智美，他 (2013-2015)．「子どもの心的外傷関連障害治療プログラムの多機関における有用性検証」平成25-27年度日本学術振興会科学研究費助成事業（学術研究助成基金助成金）基盤研究（C）．https://kaken.nii.ac.jp/ja/file/KAKENHI-PROJECT-25461796/25461796seika.pdf

亀岡智美，他 (2016-2018)．子どもの心的外傷関連障害治療プログラムの多機関における効果検証と応用に関する研究．平成28-30年度日本学術振興会科学研究費助成事業（学術研究助成基金助成金）基盤研究（B）．https://kaken.nii.ac.jp/ja/grant/KAKENHI-PROJECT-16H03747

亀岡智美，他 (2019)．子どものトラウマ治療ガイドライン．平成22年度厚生労働科学研究費補助金（成育疾患克服等次世代育成基盤研究事業）（主任研究者：奥山眞紀子「子どものトラウマへの標準的診療に関する研究」）

小杉恵，山本悦代，三宅和佳子，他 (2002)．造血細胞移植後の長期生存児（サバイバー）とその家族におけるPTSDについて―医療による心的外傷（トラウマ）の軽減とPTSD発症予防に向けて．財団法人安田生命社会事業団研究助成論文集，38，123-132.

中農浩子，小林美智子 (2007)．病気や治療による子どものトラウマ症状とその対応．(奥山眞紀子編) 病気を抱えた子どもと家族の心のケア．pp.86-93，日本小児医事出版社.

大阪府立母子保健総合医療センター年報 (2016)．35，57-58.

あとがき

　本書は，子どものトラウマ・PTSD のためのエビデンスに基づいた治療技
法として国際的にも高く評価されているトラウマフォーカスト認知行動療法
（TF-CBT）の，わが国における初の実践ガイドブックである。本書の刊行に
あたっては，TF-CBT の 3 人の創始者である，Judith Cohen 先生と Anthony
Mannarino 先生からは暖かい励ましの序文を寄せていただき，また Esther
Deblinger 先生からは国際的な TF-CBT 研究に関する総説を寄せていただいた。

　本書の内容は 3 部構成である。第 I 部では，1990年代前半からわが国のさ
まざまな領域で関心が深まったトラウマ治療の展開において，エビデンスが
重視されるにしたがい，必然的に TF-CBT が近年のハイライトとなってい
ることを拙論（第1章）で紹介した。続く第 2 章は，Deblinger 先生の寄稿に
よる TF-CBT に関する国際的な研究報告の最新のレビューである。第 II 部
は，編著者の亀岡先生が TF-CBT の実際的手順について解説した 3 章から
なる内容である。各章では，わが国での実証研究報告の紹介に続き，TF-
CBT の技法内容が，重要なポイントを押さえながら，これまでになく理解
しやすいように解説されている。加えて，臨床実践での工夫やコツが随所に
盛り込まれている。第 III 部は，さまざまな領域での実践報告である。「被害者
支援センター」「大学病院児童精神科」「児童相談所」「精神科病院児童青年精
神科」「小児クリニック小児精神保健科」「小児総合病院児童精神科」など，
読者にとってより身近な臨床現場で，犯罪被害，自然災害，虐待，性虐待な
どのトラウマ後遺症に，TF-CBT が実際どのように活用されているかを知っ
ていただくことができる。

　2002年設立の日本トラウマティック・ストレス学会の草創期における学術
大会では，子どものトラウマをテーマとしたシンポジウムは毎年大勢の参加
者で溢れかえっており，皆が子どものケアのヒントとなる情報に飢えていた
ことをよく覚えている。その数年後に TF-CBT は米国で評価が確立し，さら

に数年後に日本に導入され始めてから，今日まで約10年の研鑽の道のりと，わが国での無作為化比較試験による有効性エビデンスの確立を経て，上梓されたのが本書である。

　米国を訪れた時，治療効果のエビデンスはすでに知ってはいたが，それ以上に強く心を摑まれたのは，子どもたちが安心できる温もりに溢れた雰囲気の治療施設とそこで働くスタッフ，そして創始者三先生の実に暖かく真摯な人柄であった。もうひとつ，強く印象づけられた体験がある。被害者支援都民センターでTF-CBTを導入し始めた頃，低学年時に性被害を受けた，ある小学校高学年男児の精神的ケアを行った。女性臨床心理士がその男児にTF-CBTのプログラムについて説明した時，その男児から「僕は小学生のうちに治りたいから，治療を受けたい」という言葉が出てきたのである。これには少し驚かされた。小学生でも，トラウマ心理教育とTF-CBTの治療原理の説明内容をほぼ的確に理解できていたからである。プログラム修了後，男児のPTSD症状は大きく改善した。ところでその様子をその子の妹が見ていた。実は妹も同じ加害者から性被害を受けていたのである。兄が元気になる姿をそれとなく横目で見ていた妹は，自分もプログラムを受けることを決め，そして妹の症状も改善した。TF-CBTに関する限り，子どもたちの理解力と回復へのモチベーションは大人顔負けである。

　最後に，TF-CBTの初学者向け研修の修了は入場券にすぎず，そこからの研鑽をいかに適切に積むかがセラピストには問われることを強調しておきたい。幸いにも亀岡智美先生，八木淳子先生を共同代表とするTF-CBTラーニング・コラボラティブ（LC）研究会が，協働学習の場のひとつとしてすでに立ち上がっている。本書の各章の分担執筆者も，同研究会のメンバーとして共に学び続けている仲間たちである。

2021年2月

　コロナ禍による緊急事態宣言の下，トラウマを負った子どもたちとその家族の回復を願うすべての臨床家の手引きとして本書がお役に立てることを心から祈念して。

飛鳥井　望

索　引

■編著者紹介

亀岡 智美（かめおか さとみ）第3，4，5章

和歌山県立医科大学卒業，大阪府立松心園，大阪府こころの健康総合センターを経て，
現　在　兵庫県こころのケアセンター副センター長兼研究部長，大阪教育大学客員教授
著訳書　『こころのケガのこと　わかったよ！─トラウマを経験した子どものためのガイド』（監訳，
　　　　誠信書房，2024年），『子ども虐待とトラウマケア─再トラウマ化を防ぐトラウマイン
　　　　フォームドケア』（単著，金剛出版，2020年），『ねぇ，話してみて！』（共監訳，誠信書房，
　　　　2015年），『子どものためのトラウマフォーカスト認知行動療法─さまざまな臨床現場にお
　　　　ける TF-CBT 実践ガイド』（共訳，岩崎学術出版社，2015年），『子どもへの性暴力─その
　　　　理解と支援』（分担執筆，誠信書房，2013年），他

飛鳥井 望（あすかい のぞむ）第1章

東京大学医学部卒業，（公財）東京都医学総合研究所副所長を経て，
現　在　同研究所特別客員研究員，医療法人社団青山会青木病院院長，（公社）被害者支援都民セン
　　　　ター理事長
著訳書　『PTSD 治療ガイドライン（第3版）』（監訳，金剛出版，2022年），『複雑性 PTSD の臨床
　　　　実践ガイド─トラウマ焦点化治療の活用と工夫』（編，日本評論社，2021年），『複雑性
　　　　PTSD の臨床』（分担執筆，金剛出版，2021年），『講座　精神疾患の臨床　3．不安または
　　　　恐怖関連症群　強迫症　ストレス関連症群　パーソナリティ症』（分担執筆，中山書店，2021
　　　　年），『こわい目にあったアライグマくん』（監訳，誠信書房，2015年），『精神科臨床エキス
　　　　パート　不安障害診療のすべて』（分担執筆，医学書院，2013年），『新しい診断と治療の
　　　　ABC：心的外傷後ストレス障害（PTSD）』（編著，最新医学社，2011年），『PTSD の臨床
　　　　研究─理論と実践』（単著，金剛出版，2008年），『PTSD とトラウマのすべてがわかる本』
　　　　（監修，講談社ライブラリー，2007年），『サイコロジカル・トラウマ』（監訳，金剛出版，
　　　　2004年），他

■TF-CBT 開発者／執筆者紹介

エスター・デブリンジャー（Esther Deblinger, PhD）第2章

米国ローワン大学医学部の精神科教授。児童虐待研究教育とサービス研究所（CARES institute）の
共同ディレクター。これまで，子ども虐待に関するアメリカ専門家協会の理事を務めており，その
卓越した研究は，同協会やコロラド小児病院から表彰されている。
著　書　『子どものトラウマと悲嘆の治療─トラウマ・フォーカスト認知行動療法マニュアル』（金
　　　　剛出版，2014年），『子どものためのトラウマフォーカスト認知行動療法─さまざまな臨床
　　　　現場における TF-CBT 実践ガイド』（岩崎学術出版，2015年），他

■執筆者紹介

新井 陽子（あらい ようこ）第6章

2008年　兵庫教育大学大学院修了
現　在　公益社団法人被害者支援都民センター

岩垂 喜貴（いわだれ よしたか）第9章

2013年　北里大学大学院博士課程修了
現　在　駒木野病院診療副部長

牛島 洋景（うしじま ひろかげ）第9章
1998年　熊本大学医学部卒業
現　在　うしじまこころの診療所院長

小平 雅基（こだいら まさき）第10章
2013年　北里大学大学院博士課程修了
現　在　総合母子保健センター愛育クリニック小児精神保健科部長

齋藤 梓（さいとう あずさ）第6章
2010年　上智大学大学院文学研究科心理学専攻博士後期課程単位取得退学
現　在　目白大学心理学部心理カウンセリング学科専任講師

齋藤 真樹子（さいとう まきこ）第10章
2012年　上智大学大学院総合人間科学研究科修士課程修了
現　在　総合母子保健センター愛育クリニック，恩賜財団母子愛育会愛育相談所

島　ゆみ（しま ゆみ）第8章
1996年　京都大学教育学部卒業
現　在　大阪府吹田子ども家庭センター　課長補佐

三宅 和佳子（みやけ わかこ）第11章
1994年　鳥取大学医学部卒業
現　在　大阪母子医療センター　子どものこころの診療科副部長

八木 淳子（やぎ じゅんこ）第7章
2012年　岩手医科大学医学部大学院修了
現　在　岩手医科大学医学部神経精神科学講座准教授，岩手医科大学附属病院児童精神科診療科部
　　　　長，いわてこどもケアセンター副センター長

本文・カバーイラスト：大塚美菜子

子どものトラウマとPTSDの治療
——エビデンスとさまざまな現場における実践

2021 年 3 月 30 日　第 1 刷発行
2024 年 9 月 5 日　第 4 刷発行

編 著 者　　亀　岡　智　美
　　　　　　飛　鳥　井　　望

発 行 者　　柴　田　敏　樹

印 刷 者　　田　中　雅　博

発行所　株式会社　誠信書房
〒112-0012 東京都文京区大塚 3-20-6
電話 03-3946-5666
https://www.seishinshobo.co.jp/

©Satomi Kameoka & Nozomu Asukai, 2021　　印刷／製本：創栄図書印刷㈱
検印省略　　落丁・乱丁本はお取り替えいたします
ISBN978-4-414-41676-3 C3011　　Printed in Japan

子どものトラウマ治療のための絵本シリーズ

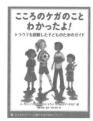

こころのケガのこと わかったよ！
トラウマを経験した子どものためのガイド

スーザン・フェイバー・ストラウス 作　マリア・ボガデ 絵
亀岡智美 監訳　木村有里 訳

トラウマを経験した子どもが、支援を受けてトラウマについて理解し、回復していくお話。子ども自身の回復力をサポートするために有効。

A4変形判上製　定価(本体1800円＋税)

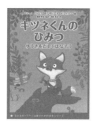

キツネくんのひみつ
ゆうきをだしてはなそう

カロリーヌ・リンク 作　ザビーネ・ビュヒナー 絵
亀岡智美 監訳　宮崎直美 訳

キツネくんが性被害を相談できるまでのお話。性被害を受けて苦しむ子どものため、また、被害を受けていない子どもの予防教育のために。

A4変形判上製　定価(本体1800円＋税)

えがおをわすれたジェーン
J・カプロー、D・ピンカス 作　B・シュピーゲル 絵
亀岡智美 訳
A4変形判上製　定価(本体1700円＋税)

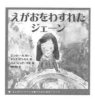

さよなら、ねずみちゃん
R・ハリス 作　ジャン・オーメロッド 絵
飛鳥井望・亀岡智美 監訳
A4変形判上製　定価(本体1700円＋税)

ねぇ、話してみて！
ジェシー 作、絵
飛鳥井望・亀岡智美 監訳
A4変形判上製　定価(本体1700円＋税)

こわい目にあったアライグマくん
M・ホームズ 作　キャリー・ピロー 絵
飛鳥井望・亀岡智美 監訳
A4変形判上製　定価(本体1700円＋税)